精神・心理

検査・薬剤

付録

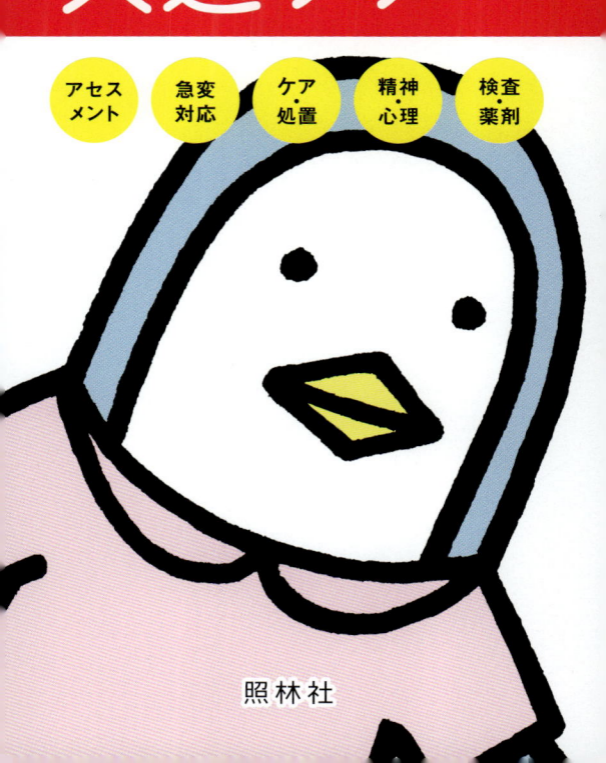

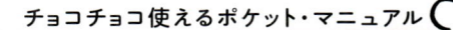

チョコチョコ使えるポケット・マニュアル

豆チョコ

看護の共通ケア

山口大学大学院医学研究科
山勢博彰 監修

- アセスメント
- 急変対応
- ケア・処置
- 精神・心理
- 検査・薬剤

照林社

口絵
全身の骨格

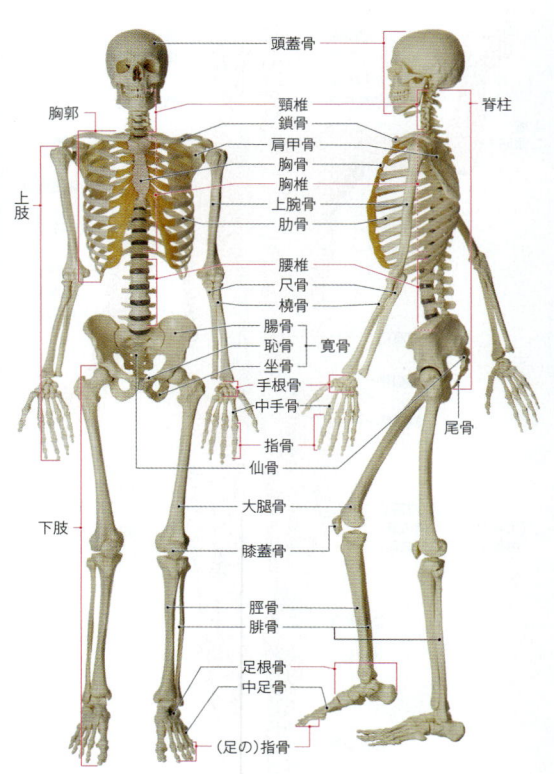

全身の筋

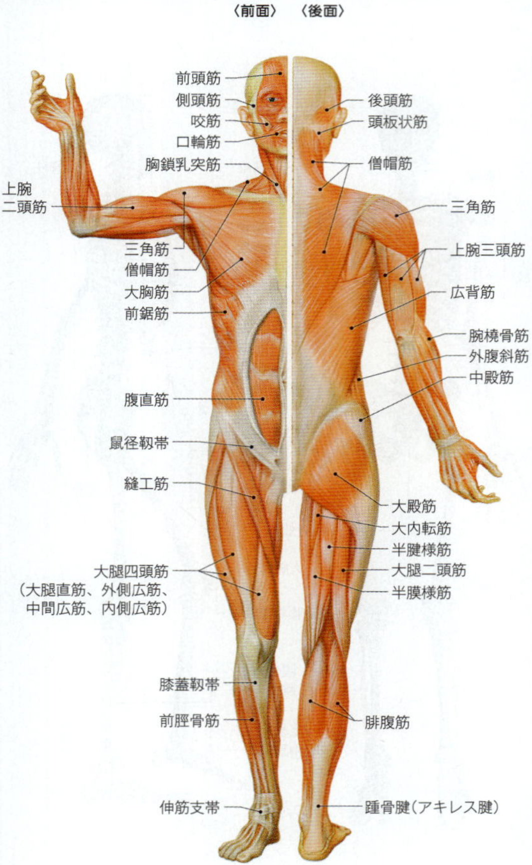

〈前面〉〈後面〉

- 前頭筋
- 側頭筋
- 咬筋
- 口輪筋
- 胸鎖乳突筋
- 上腕二頭筋
- 三角筋
- 僧帽筋
- 大胸筋
- 前鋸筋
- 腹直筋
- 鼠径靭帯
- 縫工筋
- 大腿四頭筋（大腿直筋、外側広筋、中間広筋、内側広筋）
- 膝蓋靭帯
- 前脛骨筋
- 伸筋支帯

- 後頭筋
- 頭板状筋
- 僧帽筋
- 三角筋
- 上腕三頭筋
- 広背筋
- 腕橈骨筋
- 外腹斜筋
- 中殿筋
- 大殿筋
- 大内転筋
- 半腱様筋
- 大腿二頭筋
- 半膜様筋
- 腓腹筋
- 踵骨腱（アキレス腱）

体幹の動脈

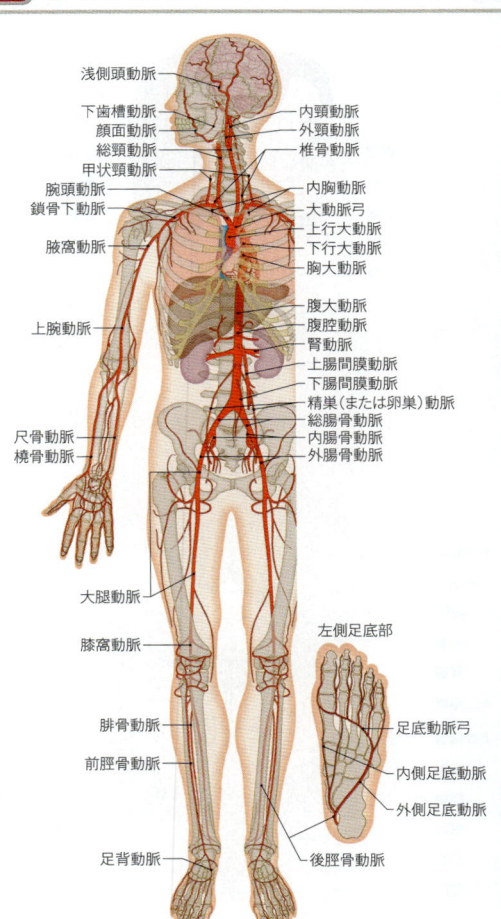

口絵
身体前面から見た内臓系

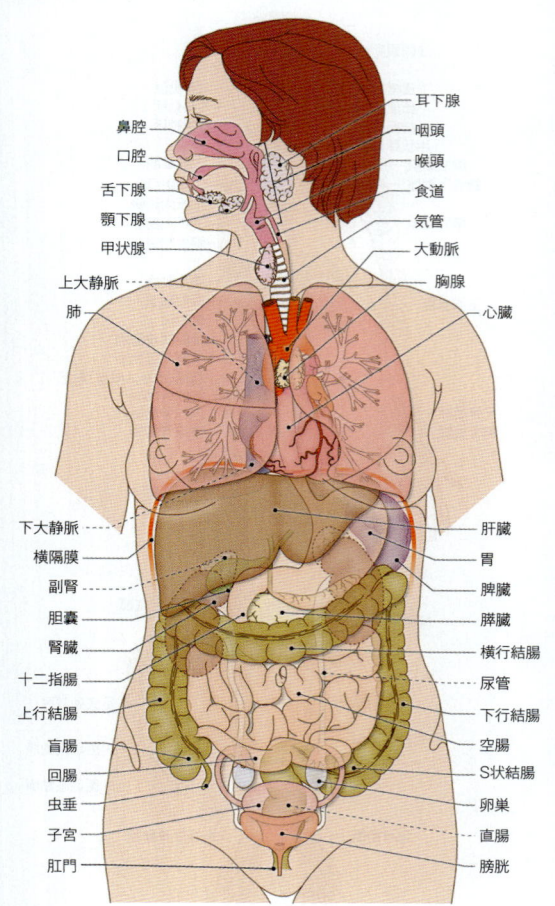

身体主要部の横断像

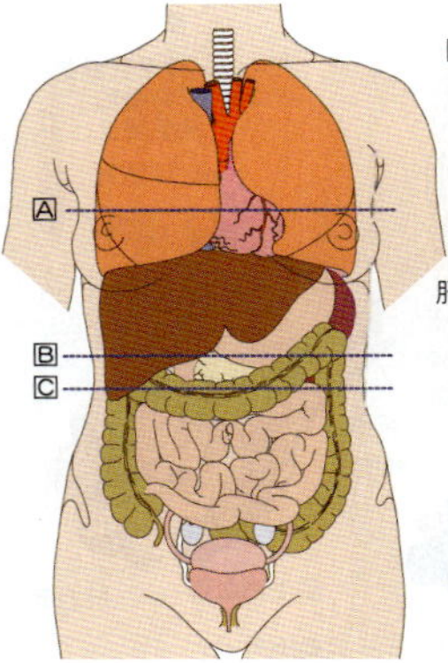

Ⓐの水平断(下面)

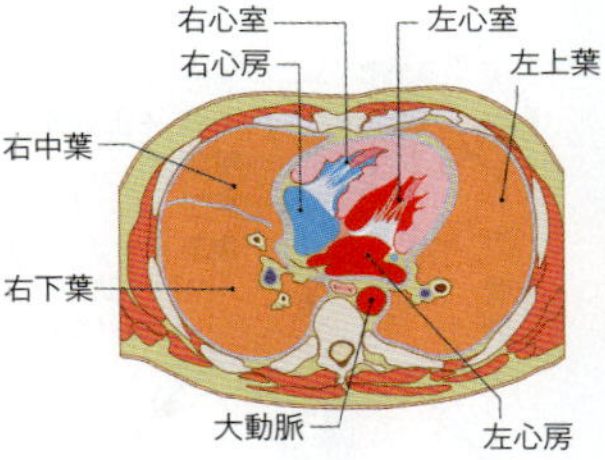

右心室 ― 左心室
右心房 ― 左上葉
右中葉
右下葉
大動脈 ― 左心房

Ⓑの水平断(下面)

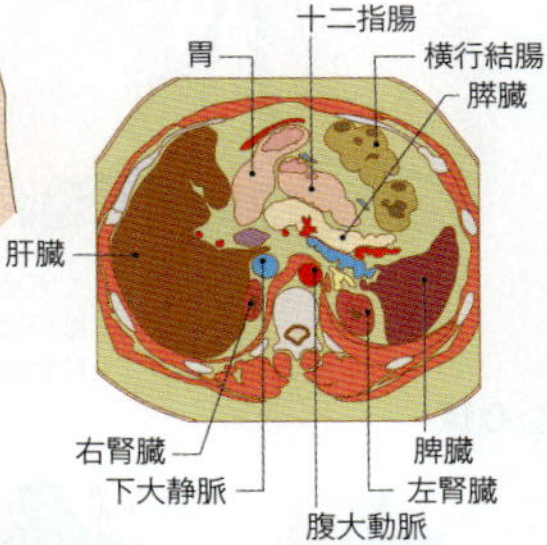

胃 ― 十二指腸 ― 横行結腸 ― 膵臓
肝臓
右腎臓 ― 脾臓
下大静脈 ― 左腎臓
腹大動脈

Ⓒの水平断(下面)

下大静脈 ― 腹大動脈 ― 左腎静脈 ― 下行結腸
胆嚢
第3腰椎
右腎臓 ― 腎盂 ― 左腎臓

5

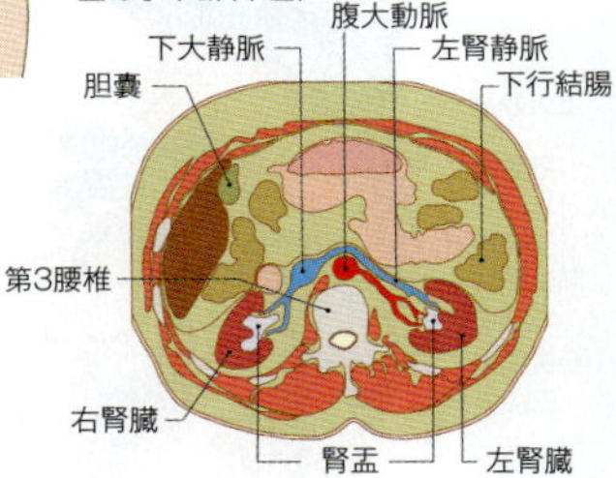

口絵
肺と心臓

A 呼吸器系

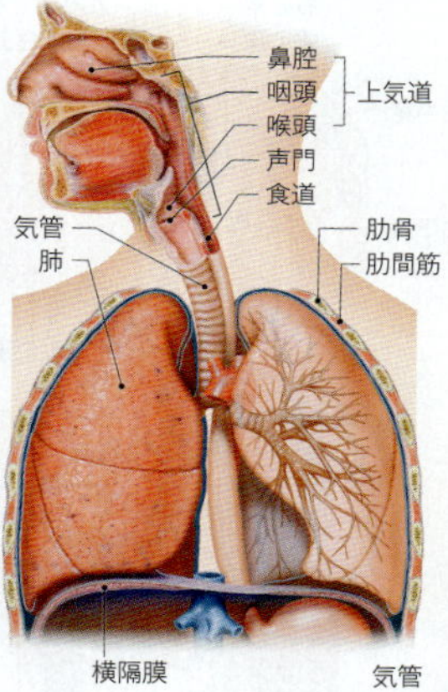

- 鼻腔
- 咽頭
- 喉頭
- 声門
- 食道
- 上気道
- 気管
- 肺
- 肋骨
- 肋間筋
- 横隔膜

B 気管の分岐

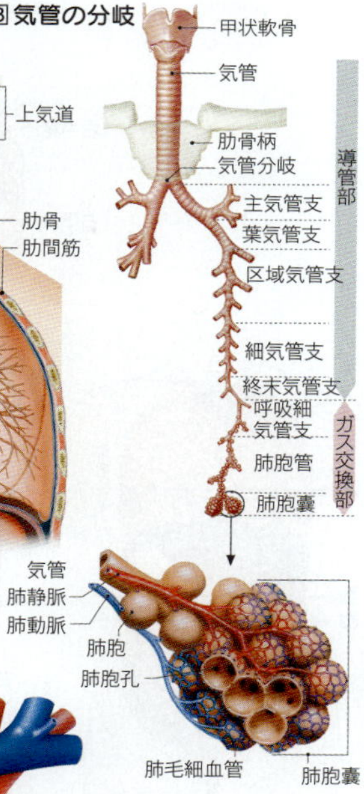

- 甲状軟骨
- 気管
- 肋骨柄
- 気管分岐
- 主気管支
- 葉気管支
- 区域気管支
- 細気管支
- 終末気管支
- 呼吸細気管支
- 肺胞管
- 肺胞嚢

導管部 / ガス交換部

- 気管
- 肺静脈
- 肺動脈
- 肺胞
- 肺胞孔
- 肺毛細血管
- 肺胞嚢

C 心臓

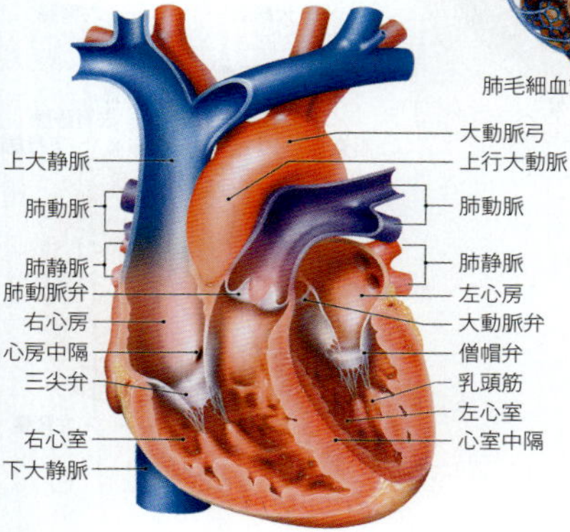

- 上大静脈
- 肺動脈
- 肺静脈
- 肺動脈弁
- 右心房
- 心房中隔
- 三尖弁
- 右心室
- 下大静脈
- 大動脈弓
- 上行大動脈
- 肺動脈
- 肺静脈
- 左心房
- 大動脈弁
- 僧帽弁
- 乳頭筋
- 左心室
- 心室中隔

腹部の臓器

A 門脈と周辺臓器

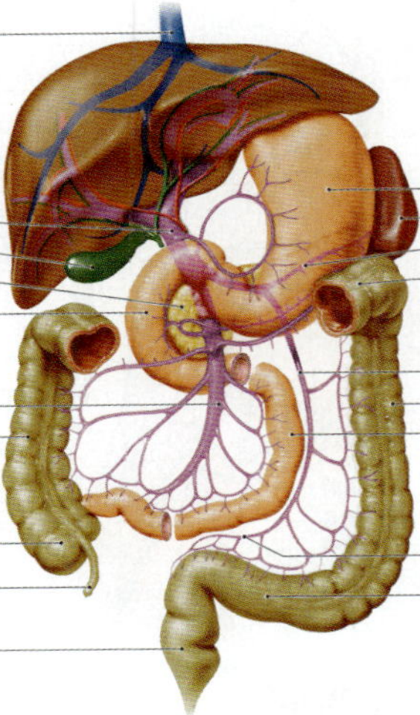

- 下大静脈
- 門脈
- 胆嚢
- 膵臓
- 十二指腸
- 上腸間膜静脈
- 上行結腸
- 盲腸
- 虫垂
- 直腸
- 胃
- 脾臓
- 脾静脈
- 横行結腸
- 下腸間膜静脈
- 下行結腸
- 空腸
- 上直腸静脈
- S状結腸

B 肝・胆・膵

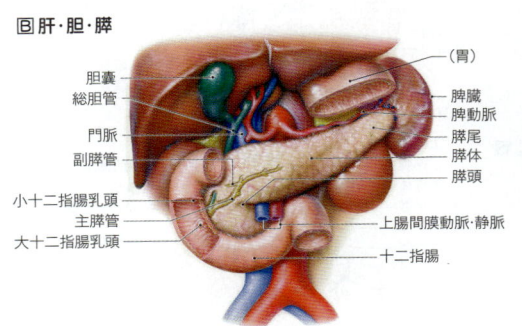

- 胆嚢
- 総胆管
- 門脈
- 副膵管
- 小十二指腸乳頭
- 主膵管
- 大十二指腸乳頭
- (胃)
- 脾臓
- 脾動脈
- 膵尾
- 膵体
- 膵頭
- 上腸間膜動脈・静脈
- 十二指腸

7

口絵
頭頸部と耳・眼

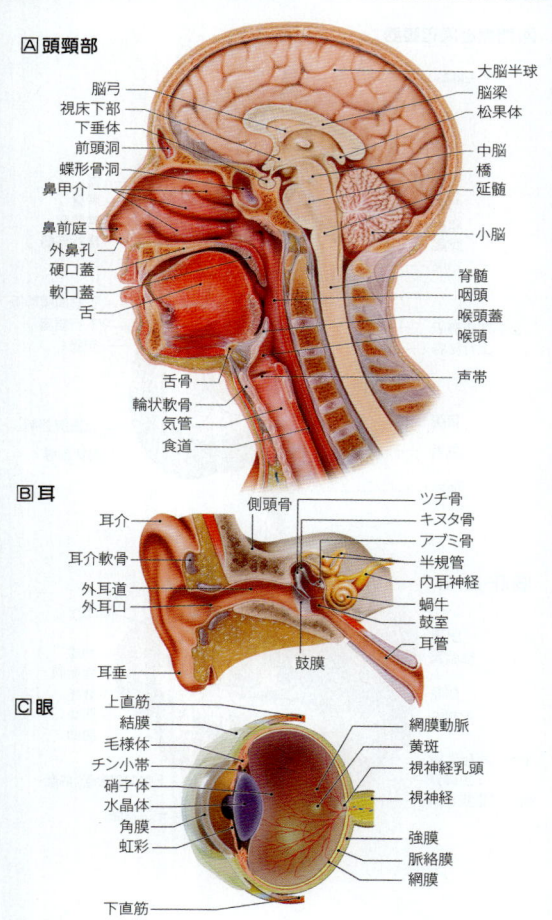

A 頭頸部

序文

　現代はネット社会である。わからないことがあったら、パソコンやスマートフォンなどのモバイルデバイスで調べれば、すぐに回答が得られる。医療でも、ネット環境の利用が進み、臨床現場で手軽にネット検索できる状況がある。

　しかし、知りたい情報が常にピンポイントで示されるわけではなく、整理された情報として一覧できるものでもない。また、急変時にベッドサイドでモバイルデバイスを起動して検索するのも現実的ではない。

　本書は、ネット検索のように知りたいことを手軽に参照し、しかも整理された情報として一覧できる利便性に優れている。もちろん、すべての医療知識が網羅されているわけではなく、膨大な情報量を持つネット検索に勝るわけではないが、臨床場面で頻繁に参照されるような項目は十分リストされている。さらに、ポケットに携帯して急変時にもベッドサイドで参照することも可能である。

　こうした利便性と携帯性をもった本書は、看護学生や新卒看護師の便利BOOKとして活用することができるだろう。ベテランナースにとっても、備忘録のように使える一冊である。ぜひ、本書のメリットを活かして臨床実践で使ってもらうことを願っている。

2014年4月

山口大学大学院医学系研究科

山勢　博彰

目 次

口絵

全身の骨格　1
全身の筋　2
体幹の動脈　3
身体前面から見た内臓系　4
身体主要部の横断像　5
肺と心臓　6
腹部の臓器　7
頭頸部と耳・眼　8

アセスメント

バイタルサイン
バイタルサインの目安／バイタルサイン異常の目安／バイタルサインチェックのポイント　13

呼吸のアセスメント
呼吸音聴診　呼吸音の聴診部位／呼吸音の種類／副雑音　14
呼吸パターン　異常呼吸パターン　15
スパイログラム　肺気量／肺機能検査　16
酸素効率の指標　酸素解離曲線／年齢に応じたPaO_2の基準値　17
血液ガスデータ　血液ガスデータの基準値／アシドーシスとアルカローシスの分類と原因　18
呼吸困難　修正MRC息切れスケール／ヒュー・ジョーンズ分類／呼吸困難の原因　19

循環のアセスメント
心音聴診　心音の聴診部位／心音の分類　20
血圧測定　血圧測定／コロトコフ音とスワン点／血圧の分類　21
心電図の見方　心電図の基本波形／基本波形の目安　22
心電図の誘導法　代表的なモニタ心電図の誘導法／12誘導心電図の装着部位　23
不整脈と対応　重要な不整脈　24

脳神経系のアセスメント
脳神経の働き　脳神経の種類と働き　25
神経支配　感覚神経の支配領域／筋肉の神経支配　26
麻痺　神経障害と麻痺の部位　27　中枢性麻痺と末梢性麻痺／運動麻痺の種類　28
脳動脈　脳動脈の走行／硬塞と動脈瘤好発部位　29
脳血管障害　主な脳血管支配領域と障害時の症状／除皮質硬直と除脳硬直　30
意識障害　意識障害時の瞳孔所見と推定病変部位　31／グラスゴー・コーマ・スケール(GCS)／ジャパン・コーマ・スケール(JCS、3-3-9度)　32　意識障害の原因把握(AIUEO TIPS)／意識障害の種類　33
反射　脳神経障害による神経学的所見の見方　34

体温のアセスメント
体温測定　熱型／典型的な発熱の経過／体温測定：測定部位による差　35
体温異常　高体温・低体温　36

代謝のアセスメント
電解質異常　電解質異常　37
代謝異常　高血糖／低血糖／糖尿病性昏睡／糖尿病の病型　38

栄養のアセスメント
栄養アセスメント　主な栄養指標　39
エネルギー必要量　必要エネルギー量／肥満の判定基準／体重変化の解釈　40　1日の推定エネルギー必要量(kcal/日)／身体活動レベルと日常生活の内容　41
摂食嚥下障害　Logemannの誤嚥の分類／摂食・嚥下の観察　42　嚥下のスクリーニングテスト／嚥下の精査検査　43

排泄のアセスメント
便・尿の性状　便の性状／尿の性状　44
便秘・下痢　便秘の分類／下痢のアセスメント　45
便のアセスメント　下痢の分類／ブリ

ストル便形状スケール 46

尿のアセスメント 尿失禁の分類／蛋白尿 47

膀胱留置カテーテル 膀胱留置カテーテルの管理 48

筋骨格系のアセスメント

関節の動き 内転・外転／内反・外反／内旋・外旋／屈曲・伸展 49

肢位 基本肢位と良肢位（ポジショニング）／仰臥位時の正しいポジショニング 50

関節可動域(ROM) 主な関節の関節可動域(上肢) 51／主な関節の関節可動域(下肢)／徒手筋力テスト(MMT)の評価 52

起立，歩行 ロンベルク試験，マン試験，歩行，つぎ足歩行，しゃがみ立ち 53 異常歩行 54

変形 関節リウマチによる拘縮／神経麻痺による変形／心疾患・肺疾患の症状，低カリウム血症の症状 55

転倒のアセスメント 転倒予防チェックポイント 56 転倒・転落の原因となる作用・副作用を示す主な薬物 57

ADL評価

評価スケール Barthelインデックス 58 機能的自立度評価表(FIM) 59

ADL区分 ADL区分 60 障害高齢者の日常生活自立度（寝たきり度）判定基準／認知症のある高齢者の日常生活自立度判定基準 61

皮膚のアセスメント

スキンアセスメント スキンアセスメント／皮膚色の変化 62

皮膚病変 さまざまな皮膚病変 63

浮腫 圧痕水腫のレベル／浮腫の原因 64

褥瘡 褥瘡の観察部位（好発部位） 65 褥瘡の深さ分類 66／褥瘡局所の観察ポイント(DESIGN-R®による) 67

痛みのアセスメント

痛みのアセスメント項目／ペインスケール／BPS(Behavioral Pain Scale) 68 痛みの表現語：簡易型MPQの15語 69

急変対応

急変対応

チェックポイント 心肺停止バイタルサインのチェックポイント／急変徴候のチェックポイント 70

急変事態と緊急度 急変を起こす可能性の高い疾患・医療行為／CTAS／JTASのトリアージレベル分類（レベルカラー） 71

心肺蘇生

成人の医療用BLSアルゴリズム 72 ALSアルゴリズム 73

二次救命処置 二次救命処置のアルゴリズム 74

緊急薬剤 心肺蘇生で用いる主な薬剤と使い方 75

ショック

ショックの症状 ショックの5P(5つの症状)／キャピラリーリフィーリングタイム(CRT)／ショックスコア：ショックの重症度評価 76

ショック対応 各ショックの特徴と輸液／薬剤／ショックによる臨床症状と出血量 77

胸痛への対応

胸痛のアセスメントと対応／胸痛の特徴から予測される重篤な疾患 78

呼吸困難への対応

呼吸困難のアセスメントと対応／呼吸困難の特徴から予測される重篤な疾患 79

頭痛への対応

頭痛のアセスメントと対応／頭痛の特徴から予測される重篤な疾患 80

腹痛への対応

腹痛のアセスメントと対応／腹痛の特徴から予測される重篤な疾患 81

ケア・処置

呼吸管理

酸素療法 酸素流量の目安 82

人工呼吸管理 人工呼吸器開始基準／

初期設定例／モードと強制換気様式 83

輸液療法
体液区分 体液区分／体液の電解質組成／体重による維持輸液量の算出 84

体液バランスと脱水 体液バランス／脱水の原因／脱水の程度と症状 85

滴下の管理 滴下数／薬量計算式／滴下数の早見表 86

輸血療法
輸血製剤 87　輸血反応 88

注射・吸引
注射の種類と方法／一時吸引 89

経管栄養
経管栄養法の種類 栄養法の選択と経腸栄養の投与経路／経鼻経管栄養法 90

経管栄養の管理 経鼻経管栄養で起こりやすい問題／PEGカテーテルの種類 91

清潔・排泄ケア
清潔ケアの種類と湯の温度／浣腸／導尿 92

ドレーン管理
ドレーンの観察 ドレーン排液の色／ドレーン排液の正常・異常／ドレーンで起こりやすい問題 93

各種ドレーンの管理 経皮経肝胆管ドレナージ／胸腔ドレナージ／脳室ドレナージ 94

感染対策
感染防御用具・消毒用具 感染防御用具と適用／消毒薬の抗微生物スペクトルと適用対象 95

感染経路別対策 感染経路別感染予防対策／感染経路別代表的感染症 96

精神・心理

精神状態テスト
認知症のスクリーニング 簡易精神状態検査(MMSE) 97　改訂長谷川式簡易知能評価スケール(HDS-R) 98

不安・抑うつの検査 不安・抑うつ測定尺度(HADS)／ペプローによる不安のレベル 99

鎮静・せん妄
鎮静レベルのアセスメント ラムゼイスコア／SAS(鎮静興奮評価スケール) 100　RASS(鎮静・興奮評価スケール) 101

せん妄 せん妄の診断基準(DSM-5; 2013)／せん妄の原因／せん妄を発症する可能性が高い患者の条件 102／せん妄・うつ病・認知症の比較 103

検査・薬剤

検査基準値
尿検査／血球数算定／電解質・金属 104　蛋白・窒素成分・胆汁色素／糖代謝／免疫・炎症／脂質 105　酵素・ビタミン／凝固・線溶系／血液ガス分析 106

注意が必要な薬剤
溶解・希釈・混注に注意したい主な薬剤 107　副作用に注意が必要な薬剤 108

抗癌薬
抗癌薬の曝露予防／輸液器材の選択 110　血管外漏出／過敏症／アナフィラキシーに注意する抗癌薬 111

付録
臨床でよく使われる略語 112
索引 125
参考文献 128

表紙・カバーデザイン：小口翔平＋西垂水敦(tobufune)
カバーイラスト：坂木浩子
本文イラスト：村上菜人／中村知史
本文レイアウト・DTP：レディバード

バイタルサイン

バイタルサインの目安

	最高血圧(mmHg)	最低血圧(mmHg)	呼吸数(回/分)	脈拍数(回/分)	腋窩温(℃)
新生児	60～80	30～50	40～50	120～140	36.5～37.5
乳児	80～90	60	30～40	110～130	
幼児	90～100	60～65	20～30	90～120	
学童	100～120	60～70	18～20	80～90	
成人	110～130	60～80	16～20	60～80	36～37
高齢者	110～140	60～90	16～25	60～100	

バイタルサイン異常の目安

	小児 新生児・乳児・幼児	小児 学童	成人	高齢者
頻脈	200回/分以上	140～160回/分以上	100回/分以上	
徐脈	90回/分以下	80回/分以下	60回/分以下	
頻呼吸	—	—	24回/分以上	
徐呼吸	—	—	12回/分以下	
発熱	37.5℃以上	37.5℃以上	37～38℃以上	37.5℃以上
高血圧	乳児・幼児: 最高血圧 120mmHg以上 または 最低血圧 70mmHg以上	最高血圧 130～ 135mmHg以上 または 最低血圧 80mmHg以上	最高血圧 140mmHg以上 または 最低血圧 90mmHg以上	*最高血圧 160mmHg以上 または 最低血圧 90mmHg以上

＊70歳以上では収縮期血圧：年齢プラス100mmHg以上

バイタルサインチェックのポイント

呼吸のチェック	● 呼吸の深さ・型・リズムを観察し、1分間の呼吸数を測定 ● 呼吸を測っていることを意識させない
循環のチェック	● 脈拍が触れにくい場合、成人では頸動脈、大腿動脈、小児では腋窩動脈で触知 ● 血管は、気温により収縮・拡張するため、血圧測定時の室温を20℃前後に ● 血圧は、体位、動作により変動するので、約10分間安静後測定 ● 血圧は、いつも同じ側の腕で測るようにする
体温のチェック	● 腋窩・直腸・口腔で測定。直腸＞口腔＞腋窩 ● 麻痺がある場合は健側で行う

アセスメント 呼吸のアセスメント
呼吸音聴診

呼吸音の聴診部位

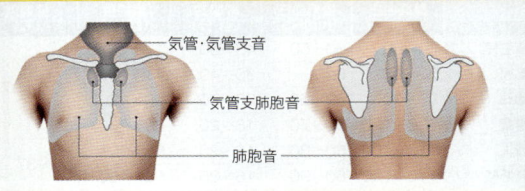

- 気管・気管支音
- 気管支肺胞音
- 肺胞音

呼吸音の種類

気管音 気管支音	気流が声門で渦状となることにより聞かれる。スースー、またはザーザーという音。気管、気管支の走行に近い部分で、吸気、呼気ともに聴取される
肺胞音	肺胞に空気が流入し肺胞が拡張することにより起こる。吸気時のみ聞かれる柔らかな音
異常呼吸音	呼吸音の減弱や消失、呼気延長、肺胞部分の気管支呼吸音化など

副雑音

連続性ラ音（乾性ラ音）	鼾音（かんおん） (ロンカイ) [低音性]	ズーズー、ゴロゴロといういびき様で低調な音。吸気時に強い。気道の狭窄による	喀痰貯留、慢性気管支炎、気管支喘息、COPD
	笛声音（てきせいおん） (ウィーズ) [高音性]	ピーピー、ヒューヒューという高調な笛のような音。呼気時に聞かれる。末梢気道の狭窄による	気管支喘息、気管支痙攣、COPD、うっ血性心不全、気道異物
断続性ラ音（湿性ラ音）	捻髪音（ねんぱつおん） (ファインクラックル) [細]	チリチリ、バリバリという高調性の断続音。吸気の後半部に密集して聞かれる。閉塞していた末梢気道の再開通に伴い起こる	無気肺、肺線維症、間質性肺炎、石綿肺、膠原病肺
	水泡音（すいほうおん） (コースクラックル) [粗]	ブツブツ、ズルズルという比較的低調な音。吸気の前半部に聞かれる。痰による	慢性気管支炎、気管支拡張症、肺炎、肺水腫（うっ血性心不全）
胸膜摩擦音（握雪音） (あくせつおん)		ギュギュという雪を握るような音。胸膜面に線維素が析出し表面が粗くなっている時に発生する。吸気、呼気に聞かれる	胸膜炎、肺炎

アセスメント 呼吸パターン

異常呼吸パターン

呼吸数と深さの異常	頻呼吸	呼吸の深さは変わらないが、呼吸数が正常より増加。1分間に25回以上	
	徐呼吸	呼吸の深さは変わらないが、呼吸数が正常より減少。1分間に12回以下	
	多呼吸	呼吸数も呼吸の深さも増加	
	少呼吸	呼吸数も呼吸の深さも減少	
	過呼吸	呼吸数は変わらないが、呼吸の深さが増加	
	無呼吸	呼吸の一時的停止	
リズムの異常	チェーンストークス呼吸	無呼吸と深く速い呼吸が交互に出現する	
	ビオー呼吸	呼吸の振り幅は変化せず、同じ深さの呼吸と無呼吸が交互に出現する	
	クスマウル呼吸	異常に深く遅い呼吸が持続する	
	あえぎ呼吸	徐呼吸で長い呼吸停止がある。死戦期呼吸ともいう	
努力呼吸	下顎呼吸	下顎を下方に動かし口を開いて吸気する	
	鼻翼呼吸	鼻翼が呼吸に応じてピクピクする	
	陥没呼吸	胸腔内が陰圧になり、吸気時に胸壁が陥没する	
	肩呼吸	肩を上下させて呼吸する	
異常な胸部・腹部の動き	奇異呼吸（シーソー呼吸）	吸気時に胸郭が収縮し、呼気時に拡張する	引っ張られる

呼吸のアセスメント
スパイログラム

肺気量

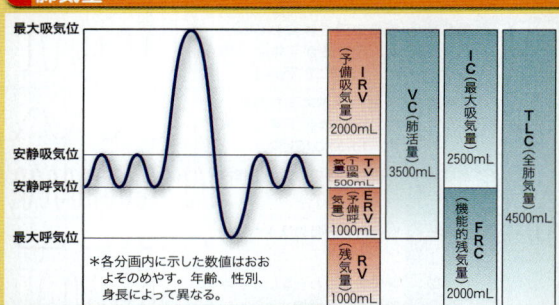

*各分画内に示した数値はおおよそのめやす。年齢、性別、身長によって異なる。

分類	内容
TLC(全肺気量)	肺内のすべての空気量。肺活量と残気量を合わせたもの
IC(最大吸気量)	安静にした状態から最大吸気した状態までの空気量
FRC(機能的残気量)	安静にした状態で、なお肺内に残っている空気の量
VC(肺活量)	最大吸気した状態から最大呼出した空気の量 肺活量＝予備吸気量＋1回換気量＋予備換気量
IRV(予備吸気量)	安静吸気後さらに吸入できる吸気の量
TV(1回換気量)	安静呼吸時の1回の呼気量または吸気量
ERV(予備呼気量)	安静呼気後さらに呼出できる呼気の量
DS(死腔量)	血液とガスの交換に関与しない部分
RV(残気量)	最大呼気後に肺に残る空気量

肺機能検査

VC(肺活量) 成人男子 成人女子	 3000〜4000mL 2500〜3500mL	最大吸気後、最大呼気位まですべて吐き出した空気の量
%VC (%肺活量)	80%以上 (肺活量測定値÷予測肺活量)×100%	性、年齢、身長が同じ健常人の値に対する割合
FVC(努力肺活量)	最大吸気後、一気に呼出し、1秒量などを測定	
FEV_1(1秒量)	2500〜4000mL	努力性呼気時の初めの1秒間での呼気量
FEV_1/FVC (1秒率)	70%以上 (1秒量÷肺活量)×100%	呼気の吐き出しやすさ。閉塞性換気障害で低下

アセスメント 酸素効率の指標

酸素解離曲線

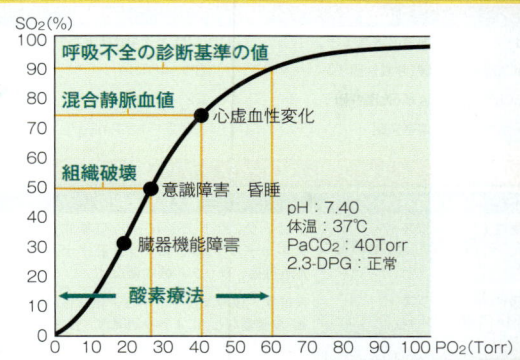

SaO₂(%)	PaO₂(Torr)
97	91
96	82
95	76
94	71
93	67
92	64
91	61
90	59
89	57
87	53
85	50

SpO₂	経皮的動脈血酸素飽和度

- 動脈血中の酸素飽和度
- 経皮的(皮膚の上から)に測定

SaO₂	動脈血酸素飽和度

- 動脈血で測定した実際の値
- 動脈血を採取し、血液ガス検査を行い測定

PaO₂	動脈血酸素分圧

- 肺における血液酸素化能力の指標
- 動脈血を採取し、血液ガス検査を行い測定

PaCO₂	動脈血二酸化炭素分圧

- PaO₂が60Torr以上：PaO₂が多少低下してもSaO₂変化は少なくほぼ正常。末梢組織への酸素運搬量は保たれる
- PaO₂が60Torr以下：PaO₂の少しの変化でSaO₂は大きく低下。末梢組織への酸素運搬量も低下
- ベッドサイドではSpO₂で判断する。急変時の目標は90〜92。すなわちPaO₂約60Torrを割らないようにする

年齢に応じたPaO₂の基準値

座位	PaO₂＝100−0.3×年齢
臥位	PaO₂＝100−0.4×年齢

アセスメント 呼吸のアセスメント
血液ガスデータ

血液ガスデータ（pH、PaCO₂、HCO₃⁻、BE）の基準値

項目		正常値
pH	血液の水素イオン	7.35〜7.45（弱アルカリ性）
PaCO₂	酸（呼吸性因子）	38〜46Torr
HCO₃⁻	塩基（代謝性因子）	22〜26mEq/L
BE	塩基過剰	−2.2〜+2.2mEq/L

アシドーシスとアルカローシスの分類と原因

分類（主な症状）	考えられる原因
代謝性アシドーシス（クスマウル呼吸、見当識障害など）	ショック、ケトアシドーシス（糖尿病、飢餓、アルコール中毒）、腎不全、肝不全、肺梗塞、悪性腫瘍、サリチル酸中毒など
呼吸性アシドーシス（呼吸困難、PaCO₂ 80Torr以上となるとCO₂ナルコーシス、意識低下など）	麻酔薬・鎮静薬投与や中枢神経疾患（脳血管障害・脳腫瘍など）による換気障害、慢性閉塞性肺疾患（COPD）、気管支喘息、肺水腫、上気道閉塞、破傷風など
呼吸性アシドーシス＋代償性代謝性アルカローシス	慢性呼吸不全、慢性閉塞性肺疾患（COPD）など
混合性アシドーシス	窒息などによる気道閉塞時、心肺停止
代謝性アシドーシス＋代償性呼吸性アルカローシス	敗血症や心不全などのショック状態、末梢循環不全
代謝性アルカローシス（不整脈、倦怠感、テタニーなど）	胃内容吸引、嘔吐、アルドステロン症、クッシング症候群、利尿薬・ステロイドホルモンの投与など
呼吸性アルカローシス（テタニー症状、しびれ、意識障害など）	過換気症候群、中枢神経疾患（脳血管障害、脳腫瘍、脳炎、髄膜炎）、発熱、間質性肺炎、肺炎、肺水腫、肺血栓塞栓症など
呼吸性アルカローシス＋代償性代謝性アシドーシス	精神疾患などによる過換気が慢性に継続するなど
混合性アルカローシス	蘇生中の過換気、メイロンなどの重炭酸イオンの過剰投与
代謝性アルカローシス＋代償性呼吸性アシドーシス	嘔吐、低カリウム血症など

呼吸困難

修正MRC息切れスケール

0	激しい運動をしたときだけ息切れがある
1	平坦な道を早足で歩く、あるいは緩やかな上り坂を歩くときに息切れがある
2	息切れがあるので、同年代の人より平坦な道を歩くのが遅い、あるいは平坦な道を自分のペースで歩いているとき、息切れのために立ち止まることがある
3	平坦な道を約100m、あるいは数分歩くと息切れのために立ち止まる
4	息切れがひどく家から出られない、あるいは衣服の着替えをするときにも息切れがある

● 国際的に、標準として使用されているスケール。5段階で呼吸困難の臨床的重症度を評価するもの。間接的評価法

ヒュー・ジョーンズの分類

Ⅰ度（正常）	同年齢の健康な人と同じように歩いたり階段の昇り降りができる
Ⅱ度（軽度）	平地では同年齢の健康な人と同様に歩けるが、坂道や階段は健康な人のようには昇れない
Ⅲ度（中程度）	平地でも健康な人のようには歩けないが、自分のペースなら1マイル（約1.6km）以上は歩ける
Ⅳ度（高度）	休み休みでないと50mも歩けない
Ⅴ度（きわめて高度）	話をしたり着物を着替えたり、身の回りのことをするのにも息が切れ、外出もできない

呼吸困難の原因

分類	主な疾患
肺性	気管支喘息、慢性閉塞性肺疾患（COPD）、自然気胸、肺梗塞、肺動脈血栓塞栓症、肺高血圧症、胸膜疾患（胸水貯留、胸膜の線維化、胸膜の腫瘍）など
心性	うっ血性心不全、心筋梗塞、先天性心疾患（ファロー四徴症、肺動脈狭窄）など
上気道性	上気道閉塞、喉頭癌、仮性クループなど
代謝性	糖尿病性アシドーシス、甲状腺機能亢進症など
心因性	過換気症候群、パニック障害など
その他	貧血、神経・筋疾患、肥満、腹水貯留など

アセスメント 循環のアセスメント
心音聴診

心音の聴診部位

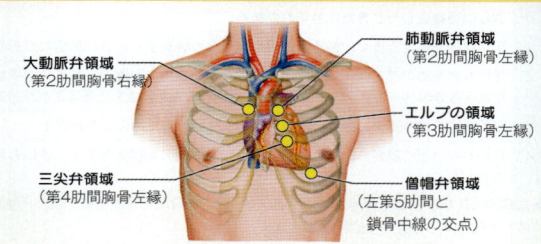

- **大動脈弁領域**（第2肋間胸骨右縁）
- **肺動脈弁領域**（第2肋間胸骨左縁）
- **エルプの領域**（第3肋間胸骨左縁）
- **三尖弁領域**（第4肋間胸骨左縁）
- **僧帽弁領域**（左第5肋間と鎖骨中線の交点）

心音の分類

分類	心音		特徴、原因
正常音	Ⅰ音（S1：first sound）		僧帽弁・三尖弁の閉鎖音
	Ⅱ音（S2：second sound）		大動脈弁・肺動脈弁の閉鎖音
異常心音	Ⅰ音	亢進	収縮初期に出現。僧帽弁狭窄・三尖弁狭窄・発熱
		減弱	収縮初期に出現。僧帽弁逆流・僧帽弁・三尖弁閉鎖不全・心ブロック
	Ⅱ音	亢進	収縮後期に出現。全身・肺高血圧
		減弱	収縮後期に出現。大動脈狭窄・肺動脈狭窄
	ギャロップ音	Ⅲ音（S3：third sound）	拡張早期に出現する心室性低調音。拡張期の急速充満期での心室拡張過剰による。心室不全、僧帽弁閉鎖不全
		Ⅳ音（S4：fourth sound）	拡張後期（前収縮期）に出現する心房性低調音。心室への血液流入に対する抵抗増大による心房の強い収縮が原因。肺動脈・大動脈狭窄、冠動脈疾患、左室肥大など

アセスメント 血圧測定

血圧測定

マンシェットのゴム嚢の幅（成人）*	上腕	12〜14cm
	大腿	18〜20cm
マンシェットのゴム嚢の長さ（成人）	上腕	22〜24cm
	大腿	48〜50cm
測定前の安静時間**	測定体位で5分以上	
マンシェットを巻く強さ	指が1〜2本入る程度	
マンシェットの下縁の位置	肘窩の2〜3cm上	
加圧の目安	触診値（平常値）より20〜30mmHg高くする	
減圧速度（血圧測定点付近）	1拍動2〜3mmHg	
測定値の読み方	2mmHg単位の偶数値を読み、中間の場合は低い値を読む	

＊マンシェットの幅が広いと血圧は低く、幅が狭いと血圧は高く測定される
＊＊測定前の運動、入浴、食事、タバコ、精神的緊張、寒冷曝露などは、血圧測定値に影響を及ぼすので避ける

コロトコフ音とスワン点

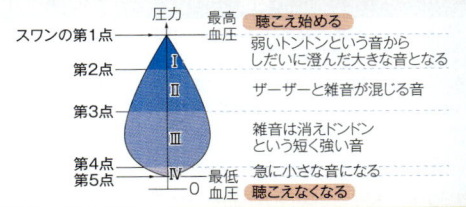

- スワンの第1点（I）聴こえ始める — 弱いトントンという音からしだいに澄んだ大きな音となる
- 第2点（II）— ザーザーと雑音が混じる音
- 第3点（III）— 雑音は消えドンドンという短く強い音
- 第4点（IV）— 急に小さな音になる
- 第5点 — 聴こえなくなる

血圧の分類

日本高血圧学会、2009

- III度（重症）高血圧≧180または≧110
- II度（中等症）高血圧≧160〜179または100〜109
- I度（軽症）高血圧≧140〜159または90〜99
- 正常高血圧値130〜139または85〜89
- 正常血圧<130かつ<85
- 至適血圧<120かつ<80

※収縮期高血圧（収縮期値≧140、拡張期血圧<90）

アセスメント 循環のアセスメント
心電図の見方

心電図の基本波形

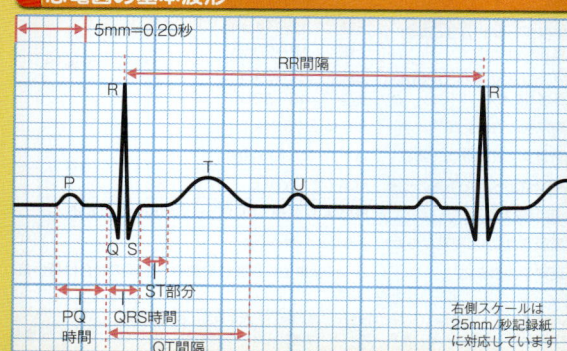

右側スケールは25mm/秒記録紙に対応しています

基本波形の目安

	意味	時間(幅)
P波	心房筋の興奮(洞結節から房室結節へ興奮が心房に伝わる)。心房興奮伝導時間を示す	0.08〜0.11秒 (2〜2.7mm)
QRS波	心室の興奮(ヒス束から右脚・左脚・プルキンエ線維へ興奮が伝わる)。心室興奮伝導時間を示す	<0.10秒 (2.5mm)
T波	心室興奮の消失	
U波	T波後の小さな緩やかな波。成因不明	
ST部分	QRS波とT波の間の平坦な部分。心室興奮の極期(全心室筋が興奮している状態)を示す	0.05〜0.15秒 (1.2〜3.7mm)
PQ時間(間隔)	P波の始まりからQ波の始まりまでの時間。房室興奮伝導時間(心房興奮開始から心室興奮開始までの時間)を示す	0.12〜0.20秒 (3〜5mm)
QTc(補正QT間隔)	Q波の始まりからT波の終わりまでの時間。電気的心室収縮時間(心室筋の興奮および興奮消失に必要な時間)を示す	0.35〜0.44秒 (8.7〜11mm)
RR間隔	R波から次のR波波での時間。1心拍にかかる時間を示す。RR間隔が一定ならば、60/RR(秒)で心拍数が計算できる	徐脈:1秒(心拍数60/分)以上 頻脈:0.6秒(心拍数100/分)以下

アセスメント 心電図の誘導法

代表的なモニタ心電図の誘導法

NASA誘導
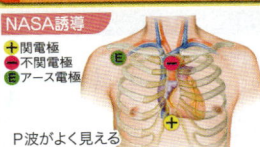
➕ 関電極
🔴 不関電極
🟢 アース電極

P波がよく見える
体位の影響が少なく、ノイズが少ない

変形V₁誘導
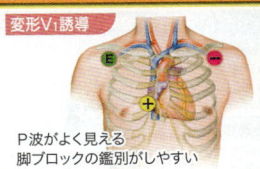

P波がよく見える
脚ブロックの鑑別がしやすい

CM₅誘導
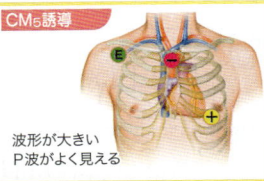

波形が大きい
P波がよく見える

CC₅誘導
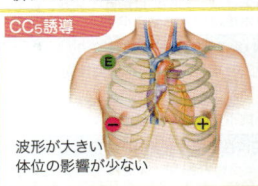

波形が大きい
体位の影響が少ない

12誘導心電図の装着部位

四肢誘導
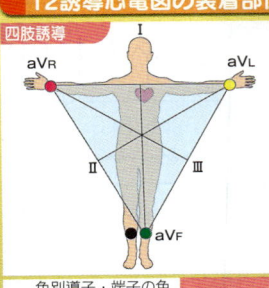

胸部誘導
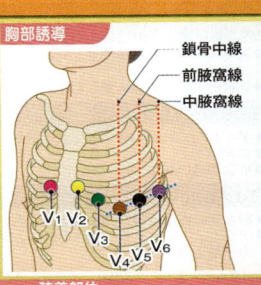

色別導子・端子の色		装着部位
R	赤	右手首
L	黄	左手首
F	緑	左足首
RF	黒	右足首
V₁	赤	第4肋間胸骨右縁
V₂	黄	第4肋間胸骨左縁
V₃	緑	V₂とV₄の結合線の中点
V₄	茶	左鎖骨中線と第5肋間を横切る水平線の交点
V₅	黒	V₄の高さの水平線と前腋窩線との交点
V₆	紫	V₄の高さの水平線と中腋窩線との交点

アセスメント 循環のアセスメント
不整脈と対応

重要な不整脈

不整脈の種類／特徴と治療	波形
心房細動（Af） ● P波欠如、細動波（f波）がある ● 無症状または胸部不快感、動悸を伴う ● 発作時は除細動と心拍数の調節	
心房粗動（AF） ● P波欠如、基線は鋸歯状 ● 無症状、頻脈時は胸部不快感、動悸 ● 治療は心房細動に準ず、ペーシング	
R on T型心室性期外収縮 ● 先行するT波の上に心室性期外収縮のQRS波が出現する ● 心室が受攻期のためVfに移行しやすい ● 抗不整脈薬、除細動	T波の上にQRS波
発作性上室性頻拍（PSVT） ● 異所性刺激によって発作性に起こる頻拍 ● 動悸、胸内苦悶、血圧低下、脳虚血 ● 迷走神経刺激、薬物療法、ペーシング	
Ⅱ度房室ブロック　ウェンケバッハ型ブロック（モービッツⅠ型） ● 房室間の興奮伝導時間がしだいに延長し、ついには途絶える ● 比較的良性で治療を要しない	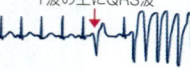QRS欠落
モービッツⅡ型ブロック ● 前ぶれなくP波に続くQRS波が脱落 ● めまい ● 症状が強い時は、ペーシング	QRS欠落 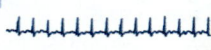
Ⅲ度房室ブロック　完全房室ブロック ● 房室間の興奮伝導が完全に途絶された状態 ● アダムス・ストークス発作の時は、ペースメーカー植込みの適応	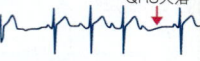　P　P　　P　P
☆**アダムス・ストークス発作**：不整脈による失神、有効な心拍出量を維持できない徐脈や過度の頻脈によって起こる	
心室頻拍（VT） ● 幅広のQRS波、0.12秒以上を示す ● 頻度100/分以上、R-Rは一定 ● 失神発作、動悸、血圧低下 ● 抗不整脈薬、除細動	
心室細動（Vf） ● QRS波とT波の識別不可能 ● 不規則な心室波形 ● めまい、意識消失、3～4分持続で脳に不可逆的な変化 ● 心肺蘇生、除細動	

脳神経系のアセスメント
脳神経の働き

脳神経の種類と働き

神経	名称	種類	働き	検査法
I	嗅神経	感覚	嗅覚	非刺激性のにおいの強いものをかいでもらい調べる
II	視神経	感覚	視覚	視力計で視力を調べる。検者が動かす目標が見える範囲で視野を調べる
III	動眼神経	運動	眼球運動と開眼	ペンライトで反射を調べる
		自律	縮瞳	
IV	滑車神経	運動	眼球運動	検者が動かす目標を目で追ってもらい調べる
V	三叉神経	感覚	顔面・鼻口腔粘膜・角膜の触覚と温痛覚	感覚は、綿棒などで触れて調べる。咀嚼は、歯をかみしめてもらい、あごが押さえられた状態で口を開けてもらう
		運動	咀嚼	
VI	外転神経	運動	眼球運動	左右の眼球が正中線より外側へ動くかどうかを調べる
VII	顔面神経	運動	表情筋の運動	表情筋は、ほほ笑む、口を開けて歯を見せるなどの動作をしてもらい調べる。味覚は、試料を用い調べる
		感覚	舌前2/3の味覚	
		自律	唾液と涙の分泌	
VIII	内耳神経	感覚	聴覚（蝸牛神経）	聴覚は音叉で調べる。平衡感覚は、直線の上を歩いてもらい調べる
			平衡・加速度感覚（前庭神経）	
IX	舌咽神経	感覚	咽喉頭・中耳道の知覚、舌後1/3の味覚	ものを飲みこんでもらう、アーと発声する、口蓋と口蓋垂の動きをチェックする、舌圧子で軟口蓋に触れる、被験者に話してもらい、声のかすれをチェックするなどで調べる
		運動	咽喉頭の運動（嚥下）、発声	
		自律	唾液の分泌	
X	迷走神経	自律	内臓支配	
		運動	咽喉頭の運動（嚥下）、発声	
		感覚	外耳道の知覚、内臓の知覚	
XI	副神経	運動	首運動、肩の挙上	首を反対側に回転させるなどの動作の際に抵抗を加えて調べる
XII	舌下神経	運動	舌の運動	舌を突き出して、左右に動かしてもらう

25

アセスメント 脳神経系のアセスメント
神経支配

感覚神経の支配領域

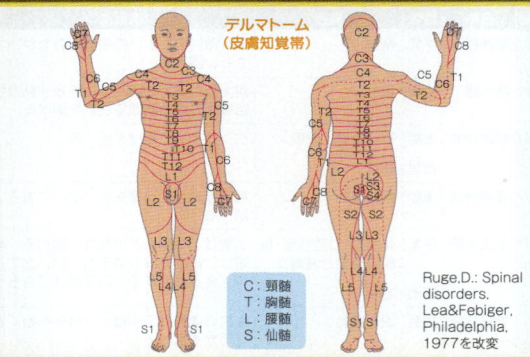

デルマトーム（皮膚知覚帯）

C：頸髄
T：胸髄
L：腰髄
S：仙髄

Ruge,D.: Spinal disorders, Lea&Febiger, Philadelphia, 1977を改変

筋肉の神経支配

筋肉	運動神経	神経根レベル
僧帽筋	副神経	C**3-4**
三角筋	腋窩神経	C**5-6**
腕橈骨筋	橈骨神経	C**5-6**
上腕二頭筋	筋皮神経	C**5-6**
橈側手根屈筋	正中神経	C**6-7**
手根伸筋	橈骨神経	C**6-7**
上腕三頭筋	橈骨神経	C6, **7**, 8
手指伸筋	後骨間神経	C**7-8**
尺側手根屈筋	尺骨神経	C**7-8**, T1
骨間筋	尺骨神経	C**8**, T1
腸腰筋	大腿神経	L2, **3**, 4
大腿四頭筋	大腿神経	L2, **3**, 4
大腿内転筋	閉鎖神経	L2, **3**, 4
中殿筋	上殿部神経	L4, **5**, S1
大殿筋	下殿部神経	L**5**, S1, 2
膝屈筋群	坐骨神経	L**5**, S1, 2
下腿三頭筋	脛骨神経	S**1**, 2
足趾屈筋	脛骨神経	L**5**, S1
足趾屈筋	足底神経	L**5**, S1, 2
前脛骨筋	深腓骨神経	L**4, 5**
足趾伸筋	深腓骨神経	L**4, 5**

＊太字は優位神経根レベルを示す

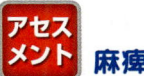

神経障害と麻痺の部位

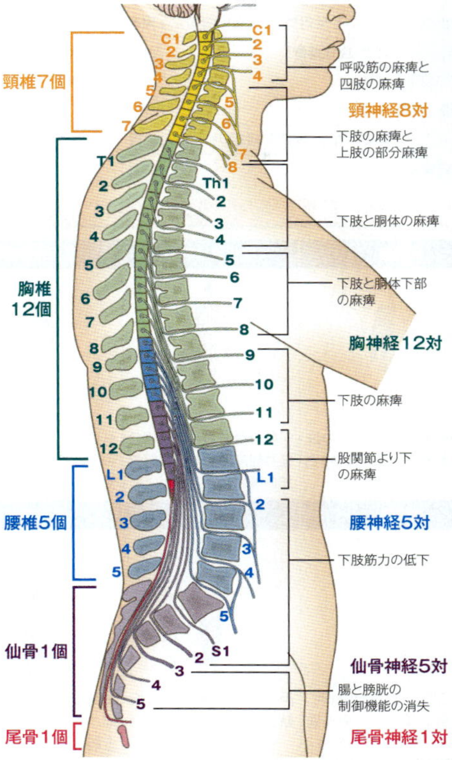

- 頸椎7個
- 胸椎12個
- 腰椎5個
- 仙骨1個
- 尾骨1個

- 呼吸筋の麻痺と四肢の麻痺
- **頸神経8対**
- 下肢の麻痺と上肢の部分麻痺
- 下肢と胴体の麻痺
- 下肢と胴体下部の麻痺
- **胸神経12対**
- 下肢の麻痺
- 股関節より下の麻痺
- **腰神経5対**
- 下肢筋力の低下
- **仙骨神経5対**
- 腸と膀胱の制御機能の消失
- **尾骨神経1対**

＊麻痺は、損傷程度による個別性が大きく、同じ障害部位でも出現が異なることがある。

アセスメント 脳神経系のアセスメント
麻痺

中枢性麻痺と末梢性麻痺

	中枢性麻痺	末梢性麻痺
障害の部位	上位運動ニューロン	下位運動ニューロン
麻痺の出現側	障害側と反対側(交叉後は同側)	障害側と同側
筋緊張	亢進(痙性麻痺)	減弱または消失(弛緩性麻痺)
腱反射の変化	亢進	減弱または消失
病的反射	あり	なし
筋萎縮	軽度〜なし(廃用萎縮あり)	高度
線維性筋攣縮	なし	あり

運動麻痺の種類

片麻痺

身体の一側の、上下肢の麻痺。大脳皮質の障害、内包の障害

交代性片麻痺

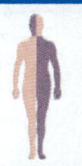

一側の片麻痺と、他側の脳神経麻痺。一側の脳幹部の障害

交叉性片麻痺

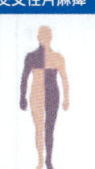

一側の上肢の麻痺に対側の下肢の麻痺。一側の延髄錐体交叉部の障害

単麻痺

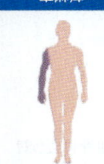

上肢のうち一肢だけの麻痺。大脳皮質の障害、片側脊髄部の障害、末梢神経の障害

対麻痺

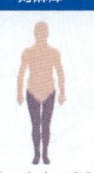

両下肢の麻痺。脊髄(胸髄以下)の障害

四肢麻痺

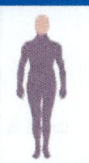

上肢の両側の麻痺。脳幹部、高位頸髄、神経筋接合部の障害

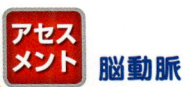

アセスメント 脳動脈

脳動脈の走行／梗塞と動脈瘤好発部位

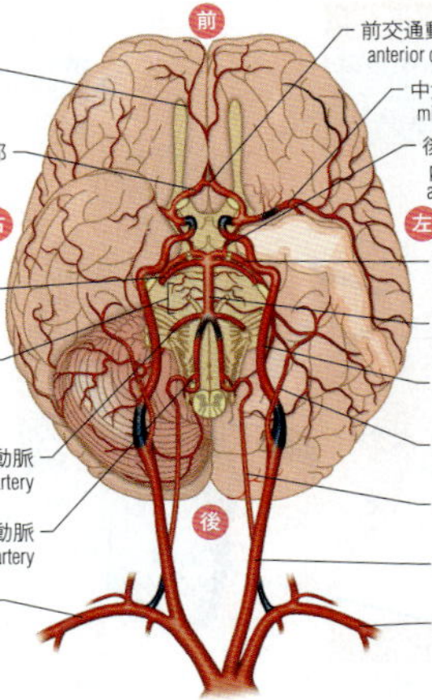

前

- ACA 前大脳動脈 anterior cerebral artery
- ACA 前大脳動脈主幹部
- 前交通動脈 A.com anterior communicating artery
- 中大脳動脈 MCA middle cerebral artery
- 後交通動脈 P.com posterior communicating artery
- SCA 上小脳動脈 superior cerebellar artery
- 穿通枝（傍正中橋動脈）
- AICA 前下小脳動脈 anterior inferior cerebellar artery
- PICA 後下小脳動脈 posterior inferior cerebellar artery
- 右鎖骨下動脈 right subclavian artery
- 後大脳動脈 PCA posterior cerebral artery
- 脳底動脈 BA basilar artery
- 内頸動脈 ICA internal carotid artery
- 外頸動脈 ECA external carotid artery
- 椎骨動脈 VA vertebral artery
- 総頸動脈 CCA common carotid artery
- 左鎖骨下動脈 left subclavian artery

右　左　後

●拡大図

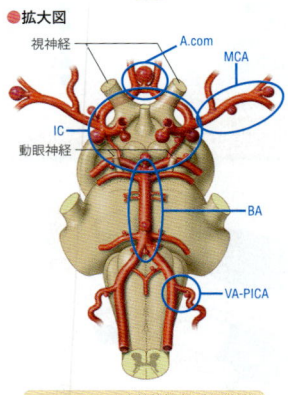

視神経／A.com／MCA／IC／動眼神経／BA／VA-PICA

■ アテローム血栓性梗塞の好発部位
○ 脳動脈瘤好発部位

29

アセスメント 脳神経系のアセスメント
脳血管障害

主な脳血管支配領域と障害時の症状

前大脳動脈(ACA)
- 対側下肢の強い片麻痺
- 感覚障害
- 自発性の低下、失禁

前脈絡叢動脈(AchA) *
- 片麻痺
- 半側感覚障害
- 半盲

*内頸動脈(IC)より分岐

後大脳動脈(PCA)
- 対側の同名性半盲
- 同側の眼球運動障害
- 純粋失読(優位側)
- 半側空間無視(劣位側)
- 相貌失認(劣位側または両側)

中大脳動脈(MCA)
- 対側の高度片麻痺
- 感覚障害、意識障害
- 失語(優位側)
- 半側空間無視(劣位側)
- 病態失認(劣位側)
- 着衣失行(劣位側)

被殻 / 内包 / 視床

● ここでは、基底核レベルの断面図で示す。

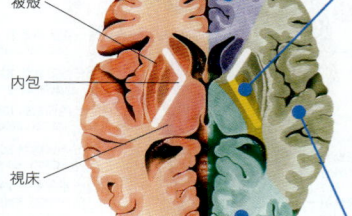

除皮質硬直と除脳硬直

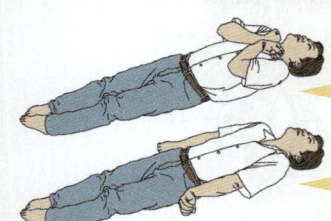

除皮質硬直 大脳皮質障害
比較的高位の大脳半球の広範な障害による

除脳硬直 脳幹部障害
大脳半球や間脳の両側性の大きな病変、脳ヘルニアなど予後不良

アセスメント 意識障害

意識障害時の瞳孔所見と推定病変部位

正中位・同大 — 対光反射（＋）
病変部位…大脳の広範な領域
疾患…代謝性脳症（低血糖など）、睡眠薬中毒

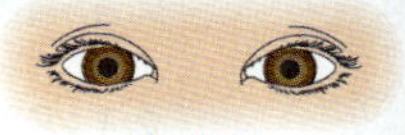

3〜4mm

両側の高度の縮瞳（pin-point pupils） — 対光反射（＋）
病変部位…橋
疾患…橋出血、脳幹部梗塞、モルヒネ中毒

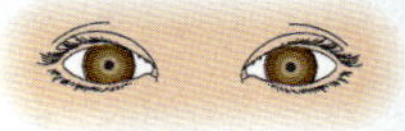

2mm以下

両側同大 — 対光反射（−）
病変部位…中脳
疾患…視床出血、正中ヘルニアを起こす疾患

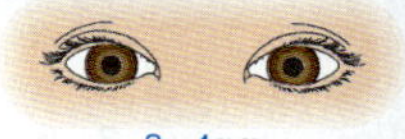

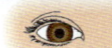

3〜4mm

一側性の散瞳（瞳孔不同：anisocoria） — 散瞳側の対光反射（−）
病変部位…散瞳側の大脳半球（片側の小脳テント上の病変）
疾患…脳浮腫や出血などの頭蓋内圧亢進、テント切痕ヘルニアを起こす疾患

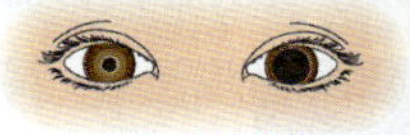

0.5mm以上の差

両側の瞳孔散大 — 対光反射（−）
疾患…中脳障害、心停止

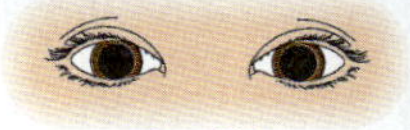

5mm以上

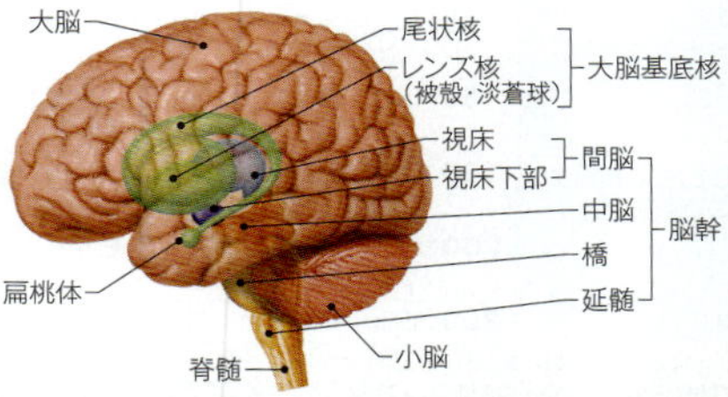

大脳／尾状核／レンズ核（被殻・淡蒼球）／大脳基底核／視床／視床下部／間脳／中脳／橋／延髄／脳幹／扁桃体／小脳／脊髄

アセスメント 脳神経系のアセスメント
意識障害

グラスゴーコーマスケール（GCS）

E	開眼機能 Eye opening	4	自発的に、または普通の呼びかけで開眼する
		3	強く呼びかけると開眼する
		2	痛み刺激で開眼する
		1	痛み刺激でも開眼しない
V	言語機能 Verbal response	5	見当識が保たれている
		4	会話は成立するが見当識が混乱
		3	発語はみられるが会話は成立しない
		2	意味のない音声
		1	発語みられず
M	運動機能 Motor response	6	命令に従って四肢を動かす
		5	痛み刺激に対し手で払いのける
		4	指への痛み刺激に対して四肢を引っ込める
		3	痛み刺激に対して緩徐な屈曲運動
		2	痛み刺激に対して緩徐な伸展運動
		1	運動みられず

- 各項目の点数を合計（E＋V＋M）で、意識障害の重症度とする
- 最重症は3点、最軽症は15点
- 記載例：E3V2M2

判定	15点	14点	9～13点	3～8点
	正常	軽症	中等症	重症

ジャパンコーマスケール（JCS、3-3-9度）

I	覚醒している （1桁の点数で表現）	1（I-1）	見当識は保たれているが意識清明ではない
		2（I-2）	見当識障害がある
		3（I-3）	自分の名前、生年月日がいえない
II	刺激に応じて一時的に覚醒する （2桁の点数で表現）	10（II-1）	普通の呼びかけで開眼する
		20（II-2）	大声で呼びかけたり、強く揺すると開眼する
		30（II-3）	痛み刺激を加えつつ、呼びかけを続けるとかろうじて開眼する
III	刺激しても覚醒しない （3桁の点数で表現）	100（III-1）	痛み刺激に対して払いのけるなどの動作をする
		200（III-2）	痛み刺激で手足を動かしたり、顔をしかめたりする
		300（III-3）	痛み刺激に対し全く反応しない

（注）R（restlessness）：不穏状態、I（incontinence）：失禁、
A（akinetic mutism, apallic state）：無動性無言・自発性喪失
- 記載例：100-I、20-RI

アセスメント

意識障害の原因把握（AIUEO TIPS）

A	alcoholism	アルコール中毒、ビタミンB_1欠乏
I	insulin（糖尿病性昏睡）	高血糖（糖尿病性ケトアシドーシス、高浸透圧高血糖症候群）、低血糖
U	uremia	尿毒症、内分泌異常、低酸素血症
E	encephalopathy（脳症）	高血圧性脳症、肝性脳症、ウェルニッケ脳症
E	electrolyte（電解質異常）	高カルシウム血症、低ナトリウム血症
	electorocardiogram（不整脈）	不整脈（アダムス・ストークス症候群）
O	oxygen（呼吸障害・呼吸不全）	低酸素血症、CO_2ナルコーシス、過換気症候群
T	trauma（外傷）	頭部外傷
	temperature（高／低体温）	偶発性低体温症、熱中症、悪性症候群
I	infection（感染症）	髄膜炎、脳炎
	intoxication（中毒）	向精神薬、麻薬、鎮静薬
P	psychogeneic（精神疾患）	ヒステリー性、せん妄
S	stroke（脳血管障害）	脳梗塞、クモ膜下出血、脳内出血
	shock（ショック）	循環血液量減少、心拍出量低下
	seizure（痙攣）	てんかん

意識障害の種類

無欲		意識障害の最も軽いもので、覚醒しているが周囲に関心がなく、興味を示さない
せん妄		覚醒しているが、見当識障害があり、錯覚や幻覚が見られ、無意味な言葉を発したり、暴れたりする
意識障害	傾眠	外界の刺激に対して覚醒するが、刺激がないとすぐにウトウトする状態
	昏迷	外界の刺激に緩慢に反応し、刺激がないと眠ってしまう状態
	半昏睡	強い疼痛や、激しく体を揺り動かすと、顔をしかめたり手足を引っ込めたりする状態
	昏睡	外部からのいかなる刺激にも無反応な状態

33

アセスメント 脳神経系のアセスメント
反射

脳神経障害による神経学的所見の見方

運動機能・反射の把握	方法
顔面・舌の麻痺	●顔面神経は「イー」と笑わせて非対称性をみる ●咽頭反射は舌圧子で左右の咽頭後壁に触れ導き出す ●舌下神経は舌を出させ偏位・萎縮・細かな振動を見る
運動麻痺	●バレー試験により軽度の不全麻痺を見つける ●両腕を手のひらを上にして前方に水平に上げ、閉眼してもらい、そのままの位置に保つ。麻痺があると障害側の上肢は回内し、しだいに下に落ちてくる バレー徴候
深部反射、表圧反射、病的反射	●膝蓋腱反射などの深部反射の亢進、足底反射などの表在反射の消失、病的反射（バビンスキー反射）の出現は、錐体路の障害（脳腫瘍・脳出血など）の徴候 バビンスキー反射 打鍵器で、足底の外縁をこすると足趾が扇状に広がる 開扇／背屈
髄膜刺激症状	●項部硬直、ケルニッヒ徴候は、クモ膜下出血や髄膜炎の典型的症状 項部硬直 仰臥位で後頭部に手を添えゆっくり前屈させたとき、抵抗があり、痛みで顔をしかめるなどの反応があれば陽性 ケルニッヒ徴候 仰臥位で股関節・膝関節を90度に曲げ、膝関節を伸ばしたとき痛みなど135度以上伸展できなければ陽性
頭蓋内圧亢進症状	●急激に頭蓋内圧が亢進すると、脳血流が減少するため、脳血流を維持しようと全身血圧を上昇させるように反応する。そのため、収縮期血圧の上昇、脈圧の拡大、心拍数の減少が起こる（クッシング現象）

アセスメント 体温のアセスメント
体温測定

熱型

熱型	稽留熱	弛張熱	間欠熱	波状熱
	(グラフ)	(グラフ)	(グラフ)	(グラフ)
定義	日内変動が1℃以内の高熱が持続する	日内変動が1℃以上で、37℃以下にならない	日内変動が1℃以上で、37℃以下になる時期がある	有熱期と無熱期を交互に繰り返す
疾患	重症肺炎、粟粒結核、腸チフスの極期、髄膜炎	敗血症、多くのウイルス性感染症、化膿性疾患、悪性腫瘍、膠原病	マラリア、胆道感染症	ブルセラ症、ホジキン病、胆道閉鎖症、多発性神経炎、脊髄障害

典型的な発熱の経過

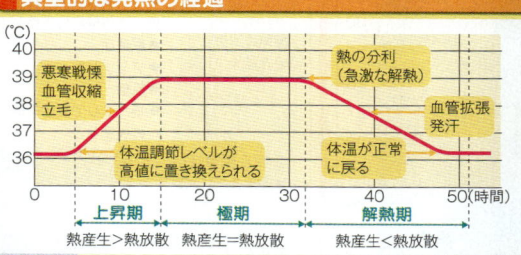

- 悪寒戦慄、血管収縮、立毛
- 体温調節レベルが高値に置き換えられる
- 熱の分利（急激な解熱）
- 血管拡張、発汗
- 体温が正常に戻る

上昇期（熱産生＞熱放散） / 極期（熱産生＝熱放散） / 解熱期（熱産生＜熱放散）

異常な発熱パターンを示す疾患・状態：感染症、癌、アレルギー反応、ホルモン異常（褐色細胞腫や甲状腺機能亢進症など）、自己免疫疾患（関節リウマチなど）、熱中症、薬剤（麻酔薬、抗精神病薬など）、脳外傷、脳腫瘍

体温測定：測定部位による差

直腸温 ＞ 鼓膜温 ＞ 口腔温 ＞ 腋窩温

直腸温 − 鼓膜温	＝ 0.2〜0.3℃
直腸温 − 口腔温	＝ 0.4〜0.6℃
直腸温 − 腋窩温	＝ 0.8〜0.9℃
口腔温 − 腋窩温	＝ 0.2〜0.3℃

アセスメント 体温のアセスメント
体温異常

高体温・低体温

分類	℃	徴候／症状／疾患
高熱 >39℃	42 41 40	悪性高熱：吸入麻酔薬、筋弛緩薬 熱中症：炎天下のスポーツや作業 中枢性高熱：脳血管障害、頭部外傷、脳腫瘍 など
中等熱 38〜39℃	39 38	各種感染症
微熱 37〜38℃	37	内分泌・代謝性疾患
平熱 35〜37℃	36	血液疾患など
低体温 <35℃ — 軽度 34〜35℃	35 34	
中等度 27.5〜33.9℃	33 32 31 30 29 28	シバリング 頻脈、過換気 反射の消失 瞳孔拡大
	27 26 25 24	低血圧、低灌流 意識消失
高度 17〜27.4℃	23 22 21 20 19 18	無呼吸 心停止
著明 16.9℃<		

低体温のリスク
- 高齢者
- 乳幼児
- 中枢神経抑制薬
- 心不全
- 甲状腺機能低下症
- 下垂体機能低下症
- 尿毒症
- アジソン病
- 飢餓
- 寝たきりで運動不能の疾患など

- シバリングは、不随意の体の震えで、筋収縮によって熱産生を行おうとする生理的反応であり、これが見られたら、電気毛布などによる人工的な熱産生が必要となる

代謝のアセスメント
電解質異常

電解質異常

電解質異常	症状	機序／疾患
高ナトリウム血症 血清ナトリウム 145mEq/L以上	のどの渇き、皮膚の乾燥 重度になると錯乱、筋肉の痙攣発作、昏睡	● 脱水症による体からの水分喪失でナトリウム濃度が増加 ● ナトリウムの過剰摂取、投与 ● 内分泌疾患によりナトリウム排泄を減らすホルモンが過剰になりナトリウム排泄が増加
低ナトリウム血症 血清ナトリウム 135mEq/L未満	虚脱感、倦怠感、精神錯乱、頭痛、悪心、食思不振 重度では痙攣、昏睡	● 下痢、嘔吐、火傷、外傷などによるナトリウム喪失 ● 心不全、肝硬変、ネフローゼ症候群、腎不全、アジソン病、甲状腺機能低下症に起因する水分過剰によるナトリウムの希釈
高カリウム血症 血清カリウム 5.5mEq/L以上	四肢のしびれ、不整脈、頻脈、筋力低下、嘔気・嘔吐 重度になると致死的不整脈	● 腎からの排泄障害によるカリウムの排泄の低下 ● アシドーシスにより、細胞内のカリウムイオンが水素イオンと入れ替わり、細胞外へ移行 ● カリウムの過剰摂取 ● 溶血や外傷、熱傷などによるカリウム放出
低カリウム血症 血清カリウム 3.6mEq/L未満	脱力感、筋力低下、悪心・嘔吐、便秘、多尿、多飲 重度になると四肢麻痺、呼吸筋麻痺、不整脈、腸閉塞	● 下痢や嘔吐によるカリウム喪失 ● アルカローシスにより、血液中のカリウムイオンが細胞内に移行 ● 利尿薬、副腎皮質ホルモン、グリチルリチン剤やアルドステロン症、クッシング症候群によるカリウム排泄増加
高カルシウム血症 血清カルシウム 10.3mg/dL以上	便秘、嘔気・嘔吐、腹痛、食欲減退、脱水症状、多尿 重度になると意識混濁、昏睡	● 骨破壊によるカルシウムの遊離 ● 副甲状腺ホルモン分泌増加による、カルシウムの吸収促進、腎臓からのカルシウム再吸収促進 ● ビタミンDによる小腸からのカルシウム吸収促進
低カルシウム血症 血清カルシウム 8.5mg/dL未満	手足のしびれ、錯乱、意識混濁、低血圧 重度になると痙攣、不整脈、テタニー発作	● 副甲状腺ホルモン分泌減少による、カルシウムの吸収低下、骨への吸収、腎臓からのカルシウムの再吸収低下 ● 慢性腎不全による腎臓でのカルシウムの再吸収の減少 ● ビタミンD不足による小腸でのカルシウムの吸収低下 ● カルシウム摂取不足

アセスメント 代謝のアセスメント
代謝異常

高血糖／低血糖

	低血糖	高血糖
血糖値	40～50mg/dL以下	110mg/dL以上
原因	●食事を抜いた ●過剰なインスリン：量を間違えた、勝手に増やした ●空腹時の運動、過激な運動 ●アルコールの飲み過ぎ	●インスリンの不足 ●過剰な食事 ●ストレス、疾患、感染、手術、発作、妊娠 ●ケトアシドーシス
症状	●40～50mg/dL：空腹感、軽い頭痛、あくび ●30～40mg/dL：あくび、倦怠、脱力感、無表情、会話の停滞、冷汗、頻脈、ふるえ、顔面蒼白または紅潮 ●25～30mg/dL：（低血糖性昏睡前期）奇異な行動、意識喪失 ●25mg/dL以下：痙攣、深い昏睡	●空腹感、のどの渇き ●夜間頻尿 ●皮膚の乾燥、またはかゆみ ●疲労感、眠気 ●目のかすみ ●感染症にかかりやすい ●傷の治りが遅い

糖尿病性昏睡

	ケトアシドーシス昏睡	非ケトン性高浸透圧性昏睡
原因	インスリン絶対的欠乏	高度の脱水
誘因	感染症、インスリン注射中止など	感染症、利尿薬やステロイド使用
症状	口渇、多尿、体重減少、倦怠感、悪心、嘔吐、腹痛、クスマウル大呼吸、アセトン臭	脱水症状、痙攣、振戦

糖尿病の病型

	1型糖尿病	2型糖尿病
割合（糖尿病全体に対する）	数%	95%以上
発症形式	急激	ゆっくり
年齢	小児～青年に多い	中年以上に多い
家族歴	2型より少ない	しばしばあり
自己抗体	あることが多い	ない
インスリン分泌	著しく低下する	やや低下する
ケトアシドーシス	多い	通常なし
体型	正常～やせ型	肥満型
インスリン投与	絶対的適応	適応の場合もある
経口血糖降下薬	無効	有効
食事・運動療法	食事療法	食事療法、運動療法

アセスメント 栄養のアセスメント
栄養アセスメント

主な栄養指標

身体測定	計算式	基準値
体格指数（BMI：body mass index） 例：体重50kg、身長160cm	体重（kg）／身長（m）^{2} 例：$50 \div (1.6 \times 1.6) = 19.53 \div 19.5$	18.5～25
理想体重（IBW）(kg)： BMI＝22 例：身長160cm	身長（m）$^2 \times 22$ 例：$1.6 \times 1.6 \times 22 = 56.32 \div 56.3$kg	
％理想体重（％IBW）： 理想体重に対する実測体重の比率 例：上記例	％IBW＝実測体重÷理想体重×100（％） 例：$50 \div 56.3 \times 100 = 88.8\%$	±10％以内
％体重変化（％UBW）： 通常時体重に対する実測体重の比率	％UBW＝（通常時体重－実測体重）÷通常時体重×100（％）	10％以内
上腕三頭筋部皮厚（TSF）	TSF、ACの測定部位　TSFの測定	男：18.3mm 女：15.8mm
上腕周囲長（AC）	ACの測定	男：27.4cm 女：25.8cm
上腕筋囲（AMC）	AMC＝AC－0.314×TSF	男：24.8cm 女：21.0cm
血液・生化学的指標	ヘモグロビン(Hb)、ヘマトクリット(Ht)、総リンパ球数、総蛋白(TP)、アルブミン(Alb)＊、トランスフェリン(Tf)、プレアルブミン(PA)（トランスサイレチン[TTR]）、レチノール結合蛋白(RBP)	

＊アルブミン(Alb)値：3.5g/dL以上は正常。3.0～3.5g/dLは軽度栄養障害、2.5～3.0g/dLは中等度栄養障害、2.5g/dL以下は高度栄養障害

アセスメント 栄養のアセスメント
エネルギー必要量

必要エネルギー量

必要エネルギー量（kcal/日）
＝BEE（基礎エネルギー消費量）×活動係数×ストレス係数

BEE（基礎エネルギー消費量）kcal/日

ハリス・ベネディクト（Harris-Benedict）の式
男性 $66.47 + 13.75 \times W + 5.00 \times H - 6.78 \times A$
女性 $655.10 + 9.56 \times W + 1.85 \times H - 4.68 \times A$
W：体重（kg）、H：身長（cm）、A：年齢

活動因子と活動係数

寝たきり（意識低下状態）	1
寝たきり（覚醒状態）	1.1
ベッド上安静	1.2
ベッド外活動	1.3～1.4
労働作業	1.5～1.7

ストレス因子とストレス係数

飢餓状態	0.5～0.9
術後（合併症なし）	1
小手術	1.2
中等度手術	1.2～1.4
大手術	1.3～1.5
長管骨骨折	1.1～1.3
癌	1.1～1.3
腹膜炎／敗血症	1.2～1.4
重症感染症／多発外傷	1.2～1.4
多臓器不全	1.2～1.4
熱傷	1.2～2.0

肥満の判定基準

判定	やせ	普通	肥満1	肥満2	肥満3	肥満4
BMI	18.5未満	18.5以上 25.0未満	25.0以上 30.0未満	30.0以上 35.0未満	35.0以上 40.0未満	40.0以上
肥満度*	－15%未満	－15～15%	15%以上			

*肥満度とは、理想体重と実測体重との比率

（日本肥満学会／WHO）

体重変化の解釈

%理想体重	80～90%	軽度栄養障害
	70～79%	中等度栄養障害
	～69%	高度栄養障害
%体重変化	1～2%／1週間	有意な体重変化と判定
	5%以上／1か月	
	7.5%以上／3か月	
	10%以上／6か月以上	

アセスメント

1日の推定エネルギー必要量（kcal/日）[1]

年齢	男性 身体活動レベル I	男性 身体活動レベル II	男性 身体活動レベル III	女性 身体活動レベル I	女性 身体活動レベル II	女性 身体活動レベル III
0〜5(月)	—	550	—	—	500	—
6〜8(月)	—	650	—	—	600	—
9〜11(月)	—	700	—	—	650	—
1〜2(歳)	—	1000	—	—	900	—
3〜5(歳)	—	1300	—	—	1250	—
6〜7(歳)	1350	1550	1700	1250	1450	1650
8〜9(歳)	1600	1800	2050	1500	1700	1900
10〜11(歳)	1950	2250	2500	1750	2000	2250
12〜14(歳)	2200	2500	2750	2000	2250	2550
15〜17(歳)	2450	2750	3100	2000	2250	2550
18〜29(歳)	2250	2650	3000	1700	1950	2250
30〜49(歳)	2300	2650	3050	1750	2000	2300
50〜69(歳)	2100	2450	2800	1650	1950	2200
70以上(歳)	1850[2]	2200[2]	2500[2]	1450[2]	1700[2]	2000[2]
妊婦(付加量)初期				+50	+50	+50
中期				+250	+250	+250
末期				+450	+450	+450
授乳婦(付加量)				+350	+350	+350

日本人の食事摂取基準（2010年版）

1　成人では、推定エネルギー必要量＝基礎代謝量(kcal/日)×身体活動レベルとして算定。18〜69歳では、身体活動レベルはそれぞれ I =1.50、II =1.75、III =2.00、70歳以上では、それぞれ I =1.45、II =1.70、III =1.95として算出
2　主として、70〜75歳ならびに自由な生活を営んでいる対象者に基づく報告から算定

身体活動レベルと日常生活の内容

身体活動レベル	低い（I）	普通（II）	高い（III）
	1.50 (1.40〜1.60)	1.75 (1.60〜1.90)	2.00 (1.90〜2.20)
日常生活の内容	生活の大部分が座位で、静的な活動が中心の場合	座位中心の仕事だが、職場内での移動や立位での作業・接客等、あるいは通勤・買物・家事、軽いスポーツ等のいずれかを含む場合	移動や立位の多い仕事への従事者。あるいは、スポーツなど余暇における活発な運動習慣をもっている場合

アセスメント 栄養のアセスメント
摂食嚥下障害

Logemannの誤嚥の分類

嚥下前誤嚥	●嚥下反射開始前に誤嚥 ●食塊のコントロールができずに、嚥下反射が起こる前、あるいは喉頭閉鎖前に誤嚥する ●嚥下反射惹起障害が主体である病態
嚥下中誤嚥	●嚥下反射開始から終了までの間の誤嚥 ●嚥下反射は起こるが喉頭閉鎖不全となる病態
嚥下後誤嚥	●嚥下反射終了後の誤嚥 ●嚥下後、咽頭残留が気道内に侵入する誤嚥 ●上食道括約筋の機能不全、咽頭機能不全となる病態

Smith TH, Logemann JA, Colangelo LA, et al. Incidence and patient characteristics associated silent aspiration in the acute care setting. Dysphagia. 1999 ; 14 : 1-7.より引用

摂食・嚥下の観察内容

観察項目・症状	観察ポイント	考えられる主な病態・障害
食物の認識	ボーとしている。キョロキョロしている	食物の認知障害、注意散漫
食器・食具の使用	口に到達する前にこぼす	麻痺、失調、失行、失認
食事内容	特定のものを避けている	口腔期・咽頭期・味覚の障害、唾液分泌低下、口腔内疾患
一口量	一口量が極端に多い癖、習慣、口腔内の感覚低下	
口からのこぼれ	こぼれてきちんと口に入っていない	取り込み障害、口唇・頬の麻痺
咀嚼	下顎の上下運動だけで、回旋運動がない	咬筋の障害
	硬いものが噛めない	う歯、義歯不適合、歯周病など
嚥下反射が起こるまで	長時間口にため込む。努力して嚥下している	口腔期・咽頭期の障害
	上を向いて嚥下している	送り込み障害
むせ	特定のもの(汁物など)でむせる	誤嚥、咽頭残留
	食事のはじめにむせる	誤嚥、不注意
	食事の後半にむせる	誤嚥、咽頭残留、疲労、筋力低下、胃食道逆流
咳	食事中、食事後に咳が集中する	誤嚥、咽頭残留、胃食道逆流
声	食事中、食後に声が変化する	誤嚥、咽頭残留
食事時間、摂食のペース	1食に30〜45分以上かかる。極端に早く口に頬張る	認知障害、取り込み障害、送り込み障害
食欲	途中から食欲がなくなる	認知障害、誤嚥、咽頭残留、体力低下
疲労	食事の途中から元気がない、疲れる	誤嚥、咽頭残留、体力低下

聖隷三方原病院嚥下チーム、嚥下障害ポケットマニュアル 第2版. 医歯薬出版, 2003 : 30.より一部改変して引用

アセスメント

嚥下のスクリーニングテスト

検査名	方法	判定
反復唾液嚥下テスト（RSST）	人差し指で舌骨を、中指で甲状軟骨を触れ、患者にゴクンと唾液を飲み込んでもらい、30秒間に何回嚥下できるか観察する 甲状軟骨が指を十分に乗り越えた場合を嚥下とし、これをカウントする	3回以上できれば正常
改訂水飲みテスト	冷水3mLを嚥下してもらい、その後可能であれば追加して2回行う 評価点が4点以上なら合計3回施行し、最低点を評点とする	1：嚥下なし、むせるand/or呼吸切迫 2：嚥下あり、呼吸切迫（不顕性誤嚥の疑い） 3：嚥下あり、呼吸良好、むせるand/or湿性嗄声 4：嚥下あり、呼吸良好、むせない 5：4に加えて追加嚥下運動が30秒以内に2回可能
フードテスト	ティースプーン1杯（3〜4g）のゼリーを摂食、嚥下が可能であれば追加して2回行う 評価点が4点以上なら合計3回施行し、最低点を評点とする	1：嚥下なし、むせるand/or呼吸切迫 2：嚥下あり、呼吸切迫（不顕性誤嚥の疑い） 3：嚥下あり、呼吸良好、むせるand/or湿性嗄声、口腔内残留 4：嚥下あり、呼吸良好、むせない、口腔内残留ほぼなし 5：4に加えて追加嚥下運動が30秒以内に2回可能

嚥下の精査検査

検査名	方法	目的
VE（嚥下内視鏡検査）	内視鏡を挿入した状態で食物を摂取する	1：咽頭期の機能的異常の診断 2：器質的異常の評価 3：代償的方法、リハビリテーション手技の効果確認 4：患者・家族・スタッフへの教育指導
VF（嚥下造影検査）	X線透視下で造影剤入りの食物を摂取する	1：症状と病態の関係を明らかにする 2：食物・体位・摂食方法などの調節により治療に反映させる

アセスメント 排泄のアセスメント
便・尿の性状

便の性状

	正常	異常
形状	固形・ソフト	硬便、軟便、泥状便、水様便、粘液便、兎糞便
量	100〜250g/日	食物・繊維性食品の摂取、下痢・便秘で変化
回数	1〜2回/日	**便秘**：3日以上排便がない状態、または毎日排便があっても残便感がある状態
pH	6.9〜7.2	アルカリ性が正常、下痢便は酸性
色調	黄褐色	血便、鮮血便、タール便、灰白色便、黄土色便

尿の性状

	正常	異常		異常の原因／疾患
量	1000〜1500mL/日	乏尿	500mL/日以下	水分摂取量不足、水分喪失増加、腎血流量減少
		多尿	3000mL/日以上	水分摂取量増加、水分排泄減少、腎機能低下
回数	5〜6回/日	頻尿	10回/日以上	膀胱炎、前立腺肥大、神経因性膀胱、多尿、心因性
比重	1.015〜1.025	高比重	1.030以上	糖尿病、発熱、下痢、嘔吐、心不全、ネフローゼ症候群
		低比重	1.010以下	尿崩症、多量の水分摂取、腎疾患、利尿薬
pH	4.8〜7.5	アルカリ尿	7.4以上	呼吸性・代謝性アルカローシス、尿路感染、アルカリ性薬物や食品の摂取
		酸性尿	4.5以下	呼吸性・代謝性アシドーシス、発熱、酸性の薬品、運動後
色調	淡黄色	水様透明	**希釈尿**：尿崩症、萎縮腎、糖尿病	
		褐尿	**濃縮尿**：脱水症、高熱時	
		赤褐色	腎炎、結石症、尿路感染症、癌、出血性素因、特発性腎出血、溶血性貧血	
		黄色	**ビリルビン尿**：肝炎、肝硬変、胆道閉塞	
		乳白色	尿路感染症、転移癌、フィラリア症	

アセスメント 便秘・下痢

便秘の分類

種類		原因	便の特徴
大腸性便秘	弛緩性便秘	食物繊維の摂取や運動の不足による腸蠕動の低下	硬い便
	痙攣性便秘	ストレス・自律神経失調症による直腸の痙攣性収縮	兎糞状の硬い便
	器質性便秘	大腸癌、瘢痕（憩室炎や結核）などによる大腸の狭窄・閉塞	鉛筆状の細い便
直腸性便秘		便意抑制（生活リズムの乱れ、肛門部痛など）による直腸充満	太くて硬い便
症候性便秘		脊髄損傷などによる排便反射不良	
薬剤性便秘		抗コリン薬・向精神薬・麻薬などによる副交感神経の抑制	

下痢のアセスメント

	重症度	アセスメント	介入
重症の徴候	●脱水 　舌の乾燥、皮膚の緊張、起立性低血圧、頻脈 ●炎症 　血便、発熱 ●1日6回以上の下痢 ●意識レベルの低下 ●48時間以上の持続 ●強い腹痛 ●高齢（70歳以上） ●免疫不全患者	●頻脈、血圧の低下、BUN、Htの値の上昇、尿量の減少などから脱水の程度を把握する ●低カリウム血症、代謝性アシドーシスなどの電解質異常の有無を確認する ●その他の合併症の把握、免疫力や抵抗力が低下している場合は感染が全身に拡大し、敗血症、DIC（播種性血管内凝固症候群）、MOF（多臓器不全）の危険性がある	ただちに、体液・電解質補正を行い、水分出納管理を行う必要がある

重症の徴候はないが、腹痛や発熱などを伴う下痢

- 下痢によって電解質異常や脱水に陥ることが多い。バイタルサイン、検査データを把握する
- 感染性腸炎の場合、下痢のほかに発熱や嘔吐が一緒に出現している場合がある
- 発熱によりエネルギー消費量が増加し、これによって抵抗力や免疫力の低下を招きやすい
- 嘔吐によって吐き出される胃酸に含まれる水素イオンの喪失により、代謝性アルカローシスを引き起こす
- 小児・高齢者はより急速に症状が発現し、重篤な転帰をとることが多い

宇佐美 眞、白坂大輔編. 消化器内科ケア. 照林社. 2010：75より引用・改変

アセスメント

排泄のアセスメント
便のアセスメント

下痢の分類

分類			原因
急性下痢	感染性下痢、中毒性下痢、その他	感染性	大腸菌、ロタウイルス、アデノウイルス、ブドウ球菌など
		非感染性	抗癌薬、急性膵炎、冷感、心不全、虚血性腸炎、薬剤性(抗生物質、ジギタリス)など
慢性下痢	感染症、器質的疾患、腫瘍産生ホルモン、消化管術後、機能的疾患	感染性	AIDS、アメーバ赤痢、腸結核など
		非感染性	潰瘍性大腸炎、クローン病、腸切除後、過敏性腸症候群など

ブリストル便形状スケール

1. コロコロ便	硬くてコロコロのウサギの糞状の排便困難な便
2. 硬い便	ソーセージ状の硬い便
3. やや硬い便	表面にひび割れのあるソーセージ状の便
4. 普通便	表面がなめらかで軟らかいソーセージ状、あるいは蛇状のようなとぐろを巻いた便
5. やや軟らかい便	水分が多く、やや軟らかい便
6. 泥状便	境界がほぐれて、ふにゃふにゃの不定形の小片便、泥のような便
7. 水様便	水様で、固形物を含まない液体状の便

アセスメント 尿のアセスメント

尿失禁の分類

分類	特徴	原因	膀胱尿道の異常
腹圧性尿失禁	●運動、笑い、咳で腹圧が上昇すると起こる突然の尿漏れ ●主に中年以降の女性	●加齢 ●出産 ●骨盤底筋群の低下 ●尿道括約筋の低下	●尿道緊張性の低下
溢流性尿失禁	●膀胱内の尿が溢れ出して漏れる ●残尿感、排尿困難を伴う ●腹圧を上昇させる動作がなくても失禁する	●骨盤内手術 ●糖尿病 ●前立腺肥大症 ●神経因性膀胱 ●薬剤	●尿道の閉鎖・狭窄 ●膀胱の収縮力の低下
切迫性尿失禁	●制御しきれない強い尿意と同時に漏れる	●脊椎・脳の手術 ●前立腺肥大症 ●膀胱結石 ●膀胱炎・前立腺炎	●膀胱の無抑制の収縮
反射性尿失禁	●尿意がなく、ある程度の尿がたまると漏れる	●腰髄以上の脊髄疾患 ●脊髄損傷・腫瘍 ●脊柱管狭窄症	●膀胱の無抑制の収縮 ●尿道の不随意の弛緩
完全尿失禁	●膀胱に尿をためることができずダラダラと漏れる	●先天奇形 ●外傷・手術損傷	●尿道の損傷
機能性尿失禁	●排尿したくてもトイレまですばやく到達できないため、失禁してしまう	●認知症 ●関節疾患 ●コミュニケーション問題	●膀胱尿道の排尿機構は正常

蛋白尿

尿中蛋白量の目安	●24時間蓄尿：150mg/日以上	●新尿：10mg/dL以上

●蛋白尿の原因

分類	病態	蛋白の種類	疾病
腎前性蛋白	体内での蛋白質の過剰生成	アルブミン、$α_1$-糖蛋白など	急性感染症（発熱）、静脈うっ血など
		ヘモグロビン	溶血性貧血
		ミオグロビン	骨格筋の障害
		ベンスジョーンズ蛋白	多発性骨髄腫など
腎性蛋白	糸球体や尿細管での濾過・再吸収の障害	アルブミン、$α_1$-糖蛋白など	糸球体腎炎、ネフローゼ症候群、糖尿病性腎症、腎不全、痛風腎
		$β_2$-ミクログロブリン、$α_1$-ミクログロブリンなど	重金属中毒、急性尿細管壊死、ネフローゼ症候群、流行性出血熱、溶血性尿毒症症候群
腎後性蛋白	尿管・下部尿路・前立腺からの蛋白質過剰排出	アルブモーゼ、酢酸体、ムチンなど類蛋白	尿路感染症、尿路結石、尿路腫瘍、前立腺疾患

アセスメント 排泄のアセスメント
膀胱留置カテーテル

膀胱留置カテーテルの管理

チェックポイント	異常所見	原因と対処	
尿性状	血尿	尿路損傷、慢性腎炎、尿路結石、尿路感染の可能性	その他の全身状態(発熱の有無、疼痛の有無など)と合わせ、医師に報告する
	浮遊物混入	細菌・真菌感染の可能性	
尿の流出	流出不良 尿漏れ	●カテーテル閉塞の有無を観察する ●カテーテル閉塞が考えられる場合、ライン・蓄尿バッグ一式を交換する	
挿入部	疼痛	●カテーテルと尿道径の不一致、固定法の誤り、留置期間の長期化などにより、尿道瘻の形成や、尿路損傷、粘膜・皮膚障害などの合併症の可能性 ●疼痛の部位と程度、出血、外尿道口の発赤、尿漏れの有無を観察し、異常の早期発見に努める	
カテーテル	屈曲 クランプ	●感染や、内腔の閉塞、滅菌蒸留水注入ルートの破損の原因となるため、尿道留置カテーテルは、折り曲げたり、クランプしてはならない ●カテーテルはゆとりをもってテープ固定し、抜けたり折れ曲がらないようにする	
排尿バッグの位置	膀胱より高い	●尿の逆流防止のため、排尿バッグは膀胱より高い位置に置いてはならない	
水分摂取	摂取不足	●尿量減少により、尿の混濁、カテーテル閉塞を起こしやすくなるので、十分な水分補給を行う	
採尿時の操作		●尿道留置カテーテルに直接針を刺して採尿しない。カテーテルの損傷を招き、尿路感染の原因になる。尿検体は、採尿ポート(サンプルポート)から採取する ●感染の誘因となるため、尿道留置カテーテルをクランプしないで行う	
尿道留置カテーテルの交換		●流出不良、尿漏れ、閉塞、著しい混濁などがある場合に交換する ●CDC(米国疾病予防管理センター)の尿路カテーテル感染防止ガイドラインでは、尿道留置カテーテルの定期的交換は必要ないとされている	

アセスメント 筋骨格系のアセスメント
関節の動き

内転・外転／内反・外反

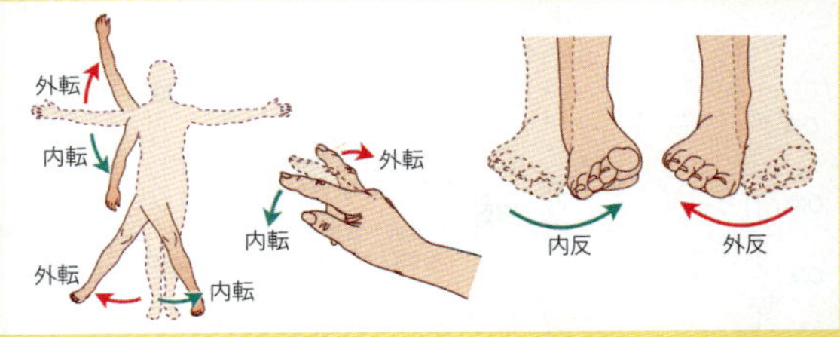

内旋・外旋

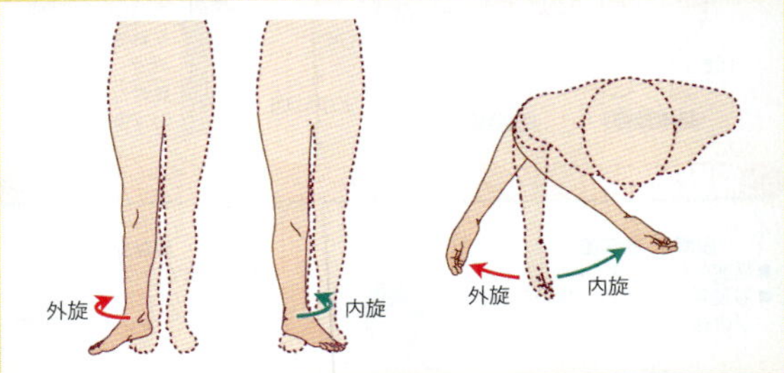

屈曲・伸展

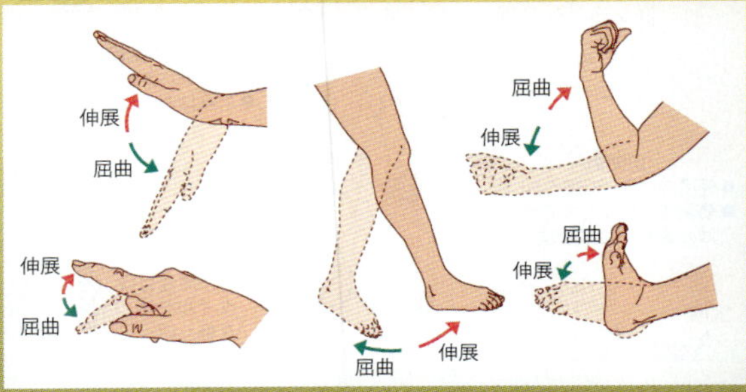

アセスメント 筋骨格系のアセスメント
肢位

基本肢位と良肢位(ポジショニング)

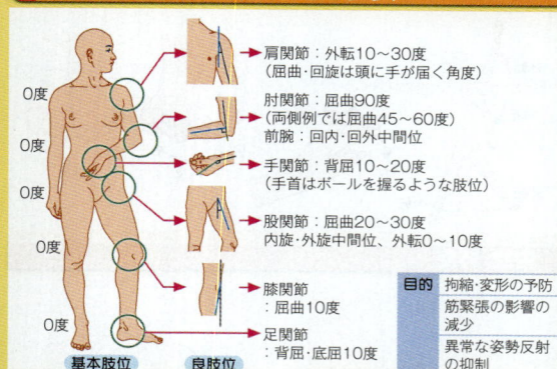

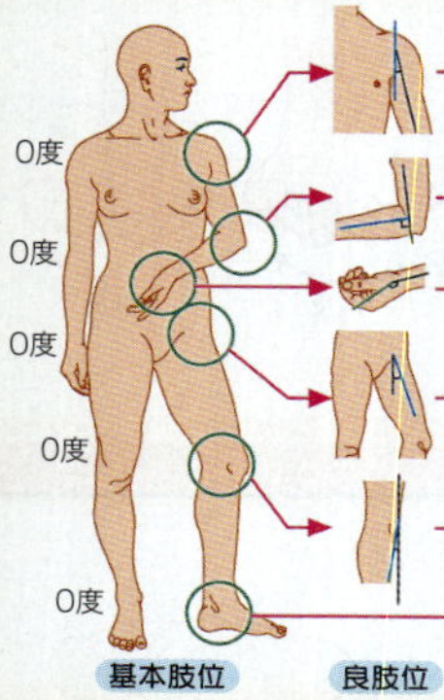

- 肩関節：外転10～30度
  (屈曲・回旋は頭に手が届く角度)
- 肘関節：屈曲90度
  (両側例では屈曲45～60度)
  前腕：回内・回外中間位
- 手関節：背屈10～20度
  (手首はボールを握るような肢位)
- 股関節：屈曲20～30度
  内旋・外旋中間位、外転0～10度
- 膝関節：屈曲10度
- 足関節：背屈・底屈10度

目的
- 拘縮・変形の予防
- 筋緊張の影響の減少
- 異常な姿勢反射の抑制

仰臥位時の正しいポジショニング

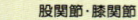

股関節・膝関節
- 軽度外転(15度くらい)
- 股関節、膝関節、第3趾が直線となる位置

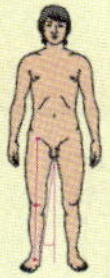

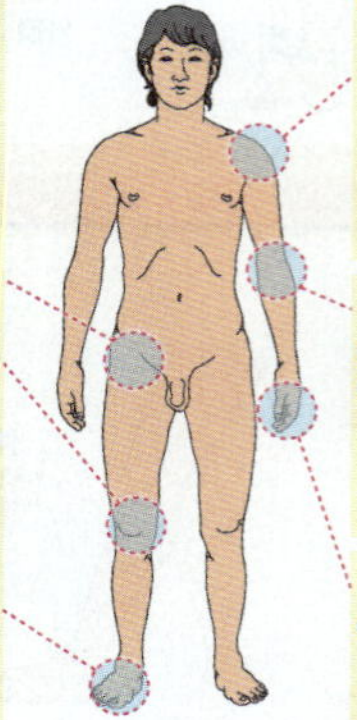

肩関節
- 外転位でカタが後方に引かれないよう、必要時、小枕、バスタオルの使用

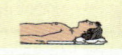

肘関節
- 肘関節は伸展位
- 前腕は回内

足関節
- 軽度の底屈(30度くらい)
- 筋緊張の低下した患者には必要時、足底板使用

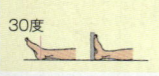

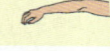

30度

手指
- 筋緊張の低下した患者にはタオルなどを軽く握ってもらう

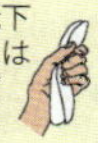

アセスメント: 関節可動域（ROM）

主な関節可動域（ROM） 上肢

① 各部位の筋力の測定、
② その筋を支配する末梢神経から上位の神経障害の推定を目的に実施される。

部位	参考図
肩甲帯	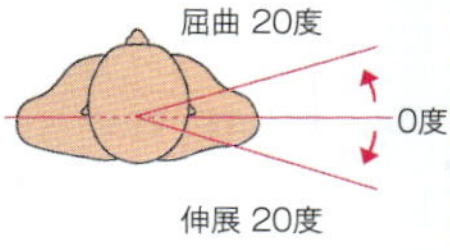 屈曲 20度 / 0度 / 伸展 20度
肩甲帯	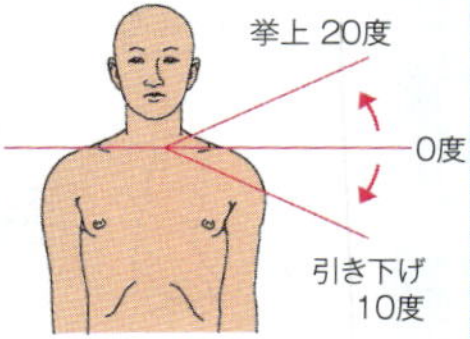 挙上 20度 / 0度 / 引き下げ 10度
肩（肩甲帯の動きを含む）	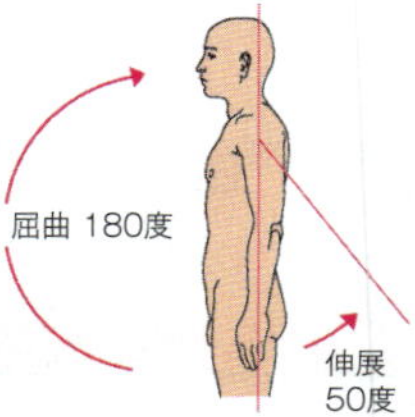 屈曲 180度 / 伸展 50度
肩（肩甲帯の動きを含む）	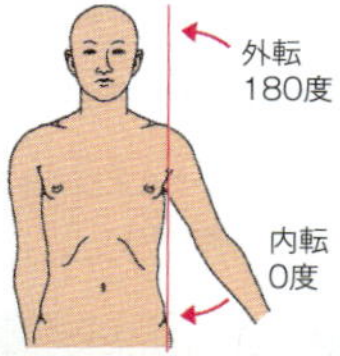 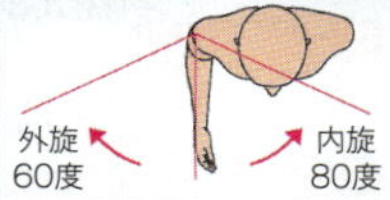 外転 180度 / 内転 0度
肩（肩甲帯の動きを含む）	外旋 60度 / 内旋 80度
肩（肩甲帯の動きを含む）	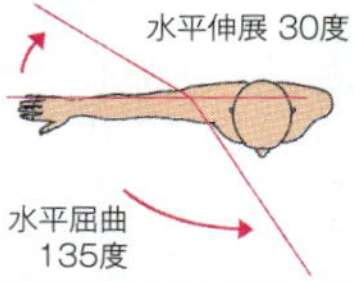 水平伸展 30度 / 水平屈曲 135度
肘	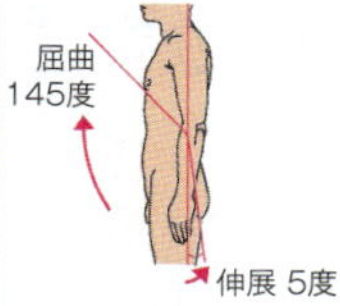 屈曲 145度 / 伸展 5度
前腕	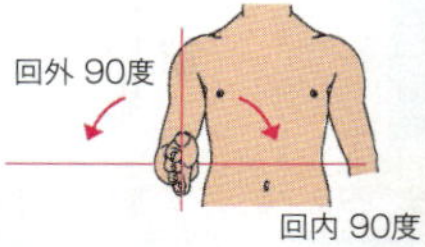 回外 90度 / 回内 90度
手	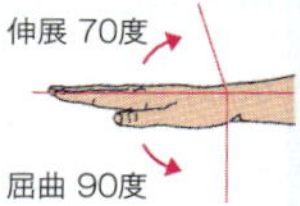 伸展 70度 / 屈曲 90度
手	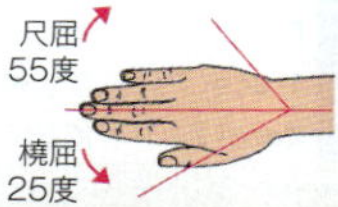 尺屈 55度 / 橈屈 25度

アセスメント
筋骨格系のアセスメント
関節可動域(ROM)

主な関節可動域(ROM) 下肢

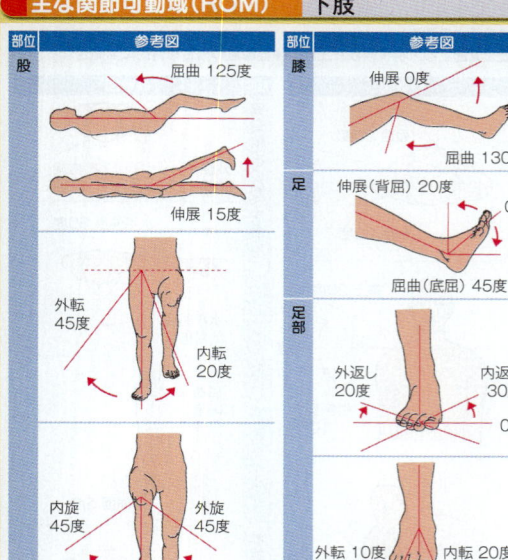

部位	参考図
股	屈曲 125度 / 伸展 15度 / 外転 45度 / 内転 20度 / 内旋 45度 / 外旋 45度
膝	伸展 0度 / 屈曲 130度
足	伸展(背屈) 20度 / 0度 / 屈曲(底屈) 45度
足部	外返し 20度 / 内返し 30度 / 0度 / 外転 10度 / 内転 20度 / 0度

徒手筋力テスト(MMT)の評価

5	Normal(N)	強い抵抗を加えても、なお重力に打ち勝って全可動域を動かすことができる
4	Good(G)	いくらかの抵抗を加えても、重力に打ち勝って全可動域を動かすことができる
3	Fair(F)	抵抗を加えなければ、重力に打ち勝って全可動域を動かすことができる
2	Poor(P)	重力による影響を取り除けば動かすことができる
1	Trace(T)	筋収縮は認められるが、関節は動かない
0	Zero(Z)	筋収縮も認められない

＊各段階の中間の筋力の場合、＋、−をつけることがある。
ただし、3＋、2＋、2−以外の評価をつけることは望ましくない

アセスメント 起立、歩行

ロンベルク試験、マン試験、歩行、つぎ足歩行、しゃがみ立ち

ロンベルク試験	マン試験	片足立ち
両足のつま先をそろえて立ってもらう。開眼のままで身体が動揺しないかをしばらく観察した後、目を閉じてもらう。閉眼により、体幹が動揺した場合を異常と判定する	両足を前後に縦一直に並べ（前足の踵と後足のつま先をつける）にして立ってもらう。開眼のままで身体が動揺しないかを観察し、体幹が動揺した場合を異常と判定する	片足立ちをしてもらい、ふらつきがないか、何秒間立っていられるかをみる。この検査は、両方の足について行う

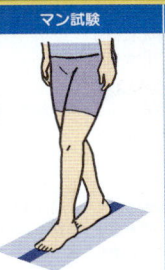

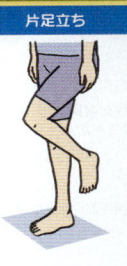

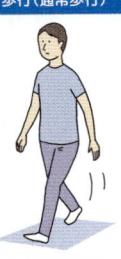

歩行（通常歩行）	つぎ足歩行	しゃがみ立ち
廊下などを自由に歩いてもらい、異常の有無（片麻痺歩行、対麻痺歩行＝痙性歩行、失調性歩行、パーキンソン歩行、小刻み歩行、動揺性歩行、鶏歩など）を判定する	一側の足の踵を他方の足のつま先に付けるようにして、直線上をつぎ足で歩いてもらう。ふらつきがある場合を不可能と判定する	しゃがんだ姿勢から起立してもらう。登攀性起立や体幹の動揺がないかを観察する。起立困難、ふらつきがある場合を不可能と判定する

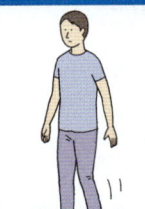

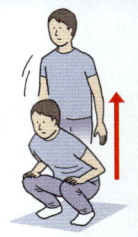

アセスメント 筋骨格系のアセスメント
歩行

異常歩行

	特徴	障害部位
痙性片麻痺歩行（円かき歩行）	足を前に出すときに股関節を中心に伸ばした下肢で円を描くように歩く	片側錐体路障害
痙性対麻痺歩行（はさみ足歩行）	両足をはさみのように組み合わせて歩く	両側錐体外路
失調性歩行	筋肉の協調がうまく行われず、不安定でよろめくように歩く	大脳・小脳・脊髄性障害による運動失調
パーキンソン歩行 小刻み歩行、すくみ足、加速歩行、突進歩行	**小刻み歩行**：足はあまり床から上げず、すり足で、手を振らずに小刻みに歩く **すくみ足歩行**：歩き始めの第一歩がなかなか踏み出せない **加速歩行**：最初はゆっくりだが、歩きだすと早足となってしまい止まることができない **突進歩行**：押されたときや坂道などで止まれなくなり、突進して歩く	錐体外路障害
垂足歩行（鶏歩行）	垂れ足になり、足を高く上げ、つま先から投げ出すように歩く	下肢運動ニューロン（腓骨神経麻痺）
動揺性歩行（アヒル歩行、トレンデレンブルグ歩行）	傍脊柱筋の筋力低下により、脊柱の前彎を伴い、腰を左右に揺すって歩く	肢体筋の障害

アセスメント 変形

関節リウマチによる拘縮

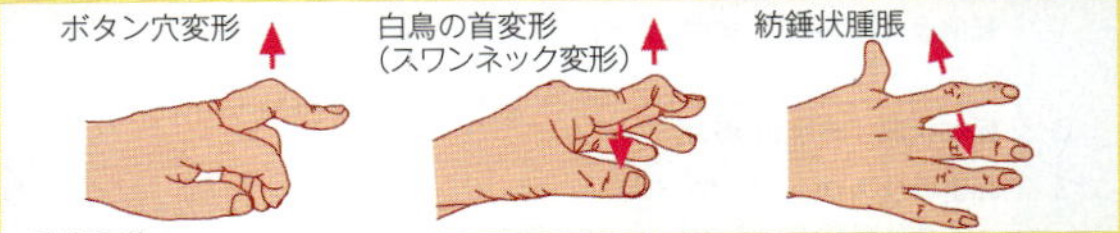

ボタン穴変形 / 白鳥の首変形（スワンネック変形） / 紡錘状腫脹

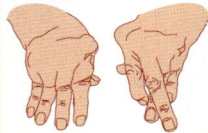

尺側偏位

●ボタン穴変形、スワンネック変形の比較

ボタン穴変形	PIP関節屈曲、DIP関節過伸展
スワンネック変形	DIP関節屈曲、PIP関節過伸展

PIP：近位指節間関節（指の付け根に近いほうの関節）
DIP：遠位指節間関節（指の先端に近いほうの関節）

神経麻痺による変形

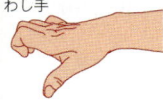

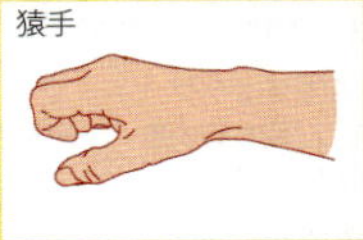

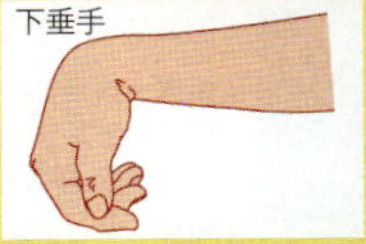

わし手 / 猿手 / 下垂手

●わし手、猿手、下垂手の比較

わし手	尺骨神経麻痺	MP関節過伸展、IP関節屈曲
猿手	正中神経麻痺	母指・人差指の感覚麻痺、母指球筋の萎縮
下垂手	橈骨神経麻痺	肘・手の伸展不能

MP：中手指節間関節（指の付け根の関節）　IP：指節間関節（指の関節）

心疾患・肺疾患の症状、低カルシウム血症の症状

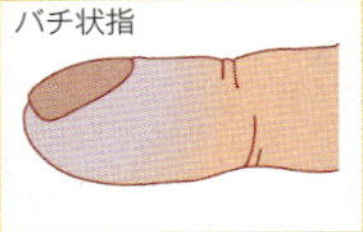

バチ状指

●バチ状指

症状	指先が広くなり、爪の付け根の角度がなくなった状態
原因疾患	チアノーゼ性心疾患、感染性心内膜炎、肺癌、間質性肺炎、肝硬変、クローン病、潰瘍性大腸炎など

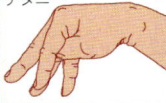

テタニー

●テタニー

症状	血液中のカルシウムやマグネシウムの減少による手足の屈曲
原医疾患	副甲状腺機能低下症、過換気症候群、くる病、バーター症候群、原発性免疫不全症群、原発性アルドステロン症、アシドーシスとアルカローシスなど

アセスメント 筋骨格系のアセスメント
転倒のアセスメント

転倒予防チェックポイント

1	転倒歴　□あり（　年間に　　回） 　　　　□なし
2	転倒状況（「あり」の場合）：
3	転倒のリスク 　□身体機能のリスク大　□認知機能のリスク大　□環境リスク大

1）患者の要因・特徴

①歩き方→該当するものをチェック
- □遅い　□歩幅が狭い　□足底全体で接地する
- □膝が曲がっている　□手が振れない　□すり足歩行
- □ちょこちょこ歩き　□下を見て歩く　□跛行

②身体の特徴→該当するものをチェック
- □筋力低下　□関節可動域縮小　□平衡機能障害　□麻痺
- □視覚障害　□起立性低血圧　□外反母趾　□痛み
- □扁平足　□（りんご）型肥満　□円背　□不眠　□動作が緩慢

③疾患→該当するものをチェック
- □パーキンソン病　□脳血管疾患　□筋骨格疾患　□白内障
- □心疾患・呼吸器疾患　□高脂血症

④服薬→該当するものをチェック
- □睡眠薬　□降圧薬　□向精神薬　□服薬数が多い・増加した

⑤認知・情動→該当するものをチェック
- □認知症　□せん妄　□抑うつ　□転倒への無関心
- □身体機能の過信

⑥転倒恐怖感　□あり　□なし

2）環境の要因・特徴

①つまずき・滑りの誘因の排除→問題があったところをチェック
- □滑りやすい床　□敷居や段差　□不安定な家具
- □通路の障害物　□不適切な照明　□絨毯のめくれ
- □滑るラグマット

②アクセシビリティ（近づきやすさ、使いやすさ）の確保→問題があったところをチェック
- □手すり　□歩行補助具　□ナースコール　□照明スイッチ
- □ベッドとトイレ（ポータブルトイレ）の位置

③運動を妨げる服装・装飾品の制限→問題があったところをチェック
- □足にフィットしない履物　□履物をきちんと履かない
- □滑る靴下　□メガネ（遠近両用メガネ）　□長いズボン・スカート

征矢野あや子：転倒予防の標準ケア計画．最新転倒・抑制防止ケア．照林社；2002：17より引用

アセスメント

転倒・転落の原因となる作用・副作用を示す主な薬物

原因となる作用・副作用	主要な薬物群	主な医薬品
眠気、集中力・注意力の低下	睡眠薬*1	ベンゾジアゼピン系：ハルシオン、レンドルミン、リスミー、ベンザリン、ユーロジン、サイレース
	抗不安薬*2	ベンゾジアゼピン系：リーゼ、ソラナックス、デパス、ワイパックス、エリスパン、レスミット、セルシン、ホリゾン
	抗てんかん薬*3	バルビツール酸系：フェノバルビタール ベンゾジアゼピン系：ダイアップ
	麻薬*4	MSコンチン、オキシコンチン、デュロテップMTパッチ
	抗ヒスタミン薬	レスタミン、ポララミン、ペリアクチン
ふらつき、めまい	睡眠薬	*1に同じ
	抗不安薬	*2に同じ
	NSAIDs	ボルタレン、ロキソニン、モービック
	抗てんかん薬	*3に同じ
	麻薬	*4に同じ
失神、起立性低血圧	降圧薬	Ca拮抗薬：アムロジン、アダラート、ヘルベッサー β遮断薬：テノーミン、インデラル α遮断薬：ミニプレス、カルデナリン ACE阻害薬：レニベース、インヒベース
	利尿薬	ラシックス、アルダクトンA
	糖尿病治療薬	インスリン製剤、オイグルコン
	抗うつ薬*5	三環系：アナフラニール、トフラニール、トリプタノール SNRI：トレドミン SSRI：デプロメール、パキシル
	抗精神病薬*6	フェノチアジン系：コントミン、ウインタミン、フルメジン、ノバミン ブチロフェノン系：セレネース、リントン、スピロピタン、トロペロン ベンザミド系：ドグマチール
せん妄状態	抗パーキンソン薬	パーロデル、カバサール、シンメトレル
	H_2遮断薬	ザンタック、タガメット、アシノン
	β遮断薬	テノーミン、インデラル
	麻薬	*4に同じ
脱力、筋緊張低下	筋弛緩薬	ミオナール、テルネリン
	抗不安薬	*2に同じ
視力障害	抗コリン薬	ブスコパン、ダクチル
	抗うつ薬	*5に同じ
パーキンソン症候群	抗精神病薬	*6に同じ
	制吐薬	ナウゼリン、プリンペラン
	抗うつ薬	*5に同じ

アセスメント ADL評価 評価スケール

Barthelインデックス

項目	点数	内容
食事	10	自立、自助具などの装着可。標準的時間内に食べ終える
	5	部分介助(例えば、おかずを切って細かくしてもらう)
	0	全介助
車椅子からベッドへの移乗	15	自立、車椅子のブレーキやフットレストの操作も含む(歩行自立も含む)
	10	軽度の部分介助または監視を要す
	5	座ることは可能であるが、ほぼ全介助
	0	全介助または不可能
整容	5	自立(洗面、整髪、歯磨き、髭剃り)
	0	部分介助または全介助
トイレ動作	10	自立、衣服の操作、後始末を含む。ポータブル便器などを使用している場合はその洗浄も含む
	5	部分介助。体を支える、衣服・後始末に介助を要する
	0	全介助または不可能
入浴	5	自立
	0	部分介助または全介助
歩行	15	45m以上歩行。補装具(車椅子、歩行器は除く)の使用の有無は問わない
	10	45m以上の介助歩行。歩行器使用を含む
	5	歩行不能の場合、車椅子にて45m以上の操作可能
	0	上記以外
階段昇降	10	自立(手すりや杖を使用してもよい)
	5	介助または監視を要する
	0	不能
着替え	10	自立。靴、ファスナー、装具の着脱を含む
	0	上記以外
排便コントロール	10	失禁なし。浣腸、坐薬の取扱いも可能
	5	時に失禁あり。浣腸、坐薬の取扱いに介助を要する者も含む
	0	上記以外
排尿コントロール	10	失禁なし。尿器の取扱いも可能
	5	時に失禁あり。尿器の取扱いに介助を要する者も含む

判定	100点	60点	40点	0点
	全自立	部分自立	大部分介助	全介助

車椅子使用者の全自立は歩行と階段を評価しないので80点

アセスメント

機能的自立度評価表（FIM）

● 評価項目

1. セルフケア	食事	咀嚼、嚥下を含めた食事動作
	整容	口腔ケア、整髪、手洗い、洗顔など
	清拭	風呂、シャワーなどで首から下（背中以外）を洗う
	更衣（上半身）	腰より上の更衣および義肢装具の装着
	更衣（下半身）	腰より下の更衣および義肢装具の装着
	トイレ動作	衣服の着脱、排泄後の清潔、生理用具の使用
2. 排泄コントロール	排尿管理	排尿管理、器具や薬剤の使用を含む
	排便管理	排便管理、器具や薬剤の使用を含む
3. 移乗	ベッド・椅子・車椅子	それぞれの間の移乗、起立動作を含む
	トイレ	便器へ（から）の移乗
	浴槽・シャワー	浴槽、シャワー室へ（から）の移乗
4. 移動	歩行・車椅子	屋内での移動、または車椅子移動
	階段	12〜14段の階段昇降
5. コミュニケーション	理解	聴覚または視覚によるコミュニケーションの理解
	表出	言語的または非言語的表現
6. 社会的認知	社会的交流	他患者、スタッフなどとの交流、社会的状況への順応
	問題解決	日常生活上での問題解決、適切な判断能力
	記憶	日常生活に必要な情報の記憶

運動ADL：1〜4、認知ADL：5〜6

● FIMの採点基準

採点基準	介助者	手助け	手助けの程度
7：完全自立	不要	不要	自立
6：修正自立	不要	不要	時間がかかる、装具や自助具が必要、安全の配慮が必要、投薬している
5：監視	必要	不要	監視・準備・指示・促しが必要
4：最小介助	必要	必要	75%以上自分で行う
3：中等度介助	必要	必要	50%以上、75%未満自分で行う
2：最大介助	必要	必要	25%以上、50%未満自分で行う
1：全介助	必要	必要	25%未満しか自分で行わない

合計18項目、126点
1点＝介助時間1.6分、110点：介護時間0分

アセスメント ADL評価
ADL区分

ADL区分

項目	内容	支援のレベル
ベッド上の可動性	横になった状態からどのように動くか、寝返りをうったり、起き上がったり、ベッド上の身体の位置を調整する	0～6点
移乗	ベッドからどのように、椅子や車椅子に座ったり、立ち上がるか（浴槽や便座への移乗は除く）	0～6点
食事	どのように食べたり、飲んだりするのか（上手、下手に関係なく）経管や経静脈栄養も含む	0～6点
トイレの使用	どのようにトイレ（ポータブルトイレ、便器、尿器を含む）を使用するか。排泄後の始末、おむつの替え、人工肛門またはカテーテルの管理、衣服を整える（移乗は除く）	0～6点
	合計点	

点数	ADL	内容
0点	自立	手助け、準備、観察は不要または1～2回のみ
1点	準備のみ	物や用具を患者の手の届く範囲に置くことが3回以上
2点	観察	見守り、励まし、誘導が3回以上
3点	部分的な援助	動作の大部分（50％以上）は自分でできる・四肢の動きを助けるなどの体重（身体）を支えない援助を3回以上
4点	広範な援助	動作の大部分（50％以上）は自分でできるが、体重を支える援助（例えば、四肢や体幹の重みを支える）を3回以上
5点	最大の援助	動作の一部（50％未満）しか自分でできず、体重を支える援助を3回以上
6点	全面依存	まる3日間すべての面で他者が全面援助した（および本動作は一度もなかった場合）

判定	23点～24	11～22	0～10
	ADL区分3	ADL区分2	ADL区分1

療養病棟におけるADL区分。ADL区分、医療区分に基づく患者分類により入院基本料が決定される（厚生労働省）

ADL activities of daily living 日常生活動作	食事・更衣・移動・排泄・整容・入浴など、生活を営むうえで不可欠な基本的な日常生活活動
IADL instrumental ADL 手段的日常生活動作	電話の使用、買い物、食事の支度、家事、洗濯、移動・外出、服薬の管理、金銭の管理など社会生活上必要な日常生活活動
APDL activities parallel to daily living 生活関連動作	IADLとほとんど同義

アセスメント

障害高齢者の日常生活自立度(寝たきり度)判定基準

生活自立	ランクJ	何らかの障害等を有するが、日常生活はほぼ自立しており独力で外出する 1. 交通機関等を利用して外出する 2. 隣近所へなら外出する
準寝たきり	ランクA	屋内での生活はおおむね自立しているが、介助なしには外出しない 1. 介助により外出し、日中はほとんどベッドから離れて生活する 2. 外出の頻度が少なく、日中も寝たり起きたりの生活をしている
寝たきり	ランクB	屋内での生活は何らかの介助を要し、日中もベッド上での生活が主体であるが、座位を保つ 1. 車椅子に移乗し、食事、排泄はベッドから離れて行う 2. 介助により車椅子に移乗する
	ランクC	1日中ベッド上で過ごし、排泄、食事、着替において介助を要する 1. 自力で寝返りをうつ 2. 自力では寝返りもうたない

判定にあたっては補装具や自助具などの器具を使用した状態であってもさし支えない (厚生労働省)

認知症のある高齢者の日常生活自立度判定基準

ランク	判定基準
Ⅰ	何らかの認知症を有するが、日常生活は家庭内および社会的にほぼ自立している
Ⅱ	日常生活に支障をきたすような症状・行動や意思疎通の困難さが多少見られても、誰かが注意していれば自立できる
Ⅱa	家庭外で上記Ⅱの状態が見られる
Ⅱb	家庭内でも上記Ⅱの状態が見られる
Ⅲ	日常生活に支障をきたすような症状・行動や意思疎通の困難さが見られ、介護を必要とする
Ⅲa	日中を中心として上記Ⅲの状態が見られる
Ⅲb	夜間を中心として上記Ⅲの状態が見られる
Ⅳ	日常生活に支障をきたすような症状・行動や意思疎通の困難さが頻繁に見られ、常に介護を必要とする
M	著しい精神症状や問題行動あるいは重篤な身体疾患が見られ、専門医療を必要とする

(厚生労働省)

アセスメント 皮膚のアセスメント
スキンアセスメント

スキンアセスメント

色調	打ち身・あざ	湿潤度	乾燥
	変色		湿潤
	ピンク		浸軟
	赤	皮膚局所	血管変化
	褐色		血管腫
	茶色		点状出血
	蒼白		紫斑
	チアノーゼ		斑状出血
	黄疸		発疹などの病変
温度	冷たい		瘢痕
	温かい		
	熱い		
緊張度(ツルゴール)	速い		
	遅い		

皮膚色の変化

皮膚の色	機序	主な原因
青(チアノーゼ)	還元ヘモグロビンの増加	心疾患(うっ血性心不全、ファロー四徴症など)、肺疾患(肺気腫、肺線維症、結核など)、不安や寒冷環境、メトヘモグロビン血症
蒼白	メラニンの減少	白斑、白皮症、癜風
	血流の低下	失神、ショック
	酸化ヘモグロビンの減少	貧血
赤	血流の増加、炎症	発熱、興奮、高血圧、赤痢、アルコール摂取、局所的な炎症、血管拡張
桜桃	一酸化炭素ヘモグロビンの増加	一酸化炭素中毒
黄	黄疸(ビリルビンの増加、胸膜が黄色く見える)	肝胆道系疾患、膵癌、溶血性貧血
	カロチン血症(胸膜は黄色く見えない)	黄色果物や黄色野菜からのカロチン摂取増加
褐	メラニンの増加	アジソン病、ヘモクロマトーシス、癌悪液質、日光への曝露、妊娠(黒皮症)

植木純, 宮脇美保子監修・編集. ポケット版看護に生かすフィジカルアセスメント. 照林社, 2007:89より引用・改変

アセスメント 皮膚病変

さまざまな皮膚病変

斑
平坦（触診で触れない）で限局性の皮膚の変色。直径1cm以上

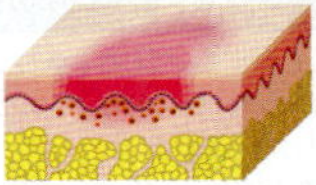

囊腫
限局性で液体や半固体を内容とする袋状の腫瘤

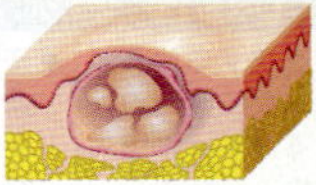

発疹

丘疹
隆起性（触診で触れる）で限局性の病変。直径1cm未満のもの

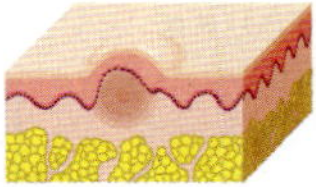

びらん
表皮の組織が欠損したもの。瘢痕を残さず再生する

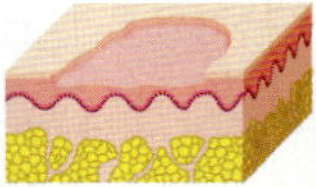

膨疹
一過性の限局性浮腫。隆起、形とも不整

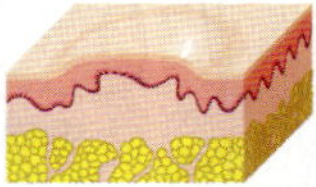

潰瘍
真皮まで及ぶ組織の欠損。底辺に出血、滲出液、膿汁がある

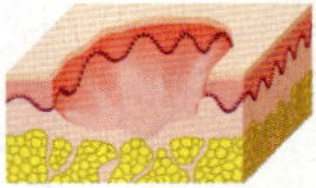

結節
丘疹の大きい（直径1～2cm）もの。堅く、限局性

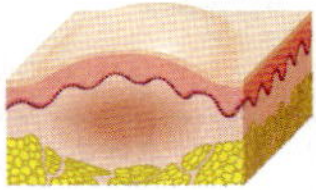

膿瘍
真皮や皮下組織に膿が貯留したもの

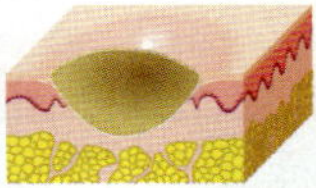

水疱
内部に漿液を含む限局性の隆起。直径1cm未満

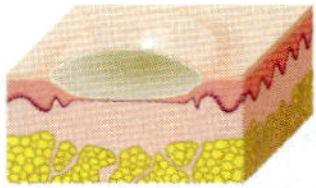

痂皮
水疱、膿疱などが破れ、滲出液が乾燥・凝固したもの。かさぶた

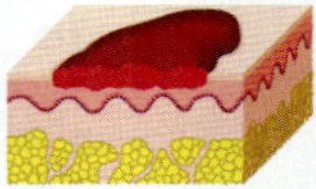

膿疱
小水疱の内容が膿性の滲出液のもの

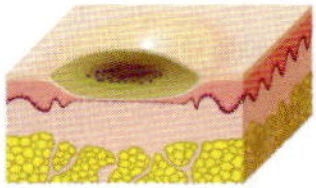

瘢痕
潰瘍、膿瘍などの組織欠損部が、肉芽組織で修復されたもの。傷跡

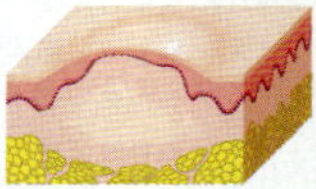

アセスメント 皮膚のアセスメント
浮腫

圧痕浮腫のレベル

レベル1+	レベル2+	レベル3+	レベル4+
●圧迫するとわずかな圧痕ができるがすぐに消失する ●足部の外観は普通である	●圧迫すると少し深さのある圧痕ができ、レベル1+より圧痕が消退しにくい ●下腿の外観は変化なく見える	●圧迫すると深さがありはっきりした圧痕ができ、数秒間、圧痕が消えない ●足が腫脹していることが見てとれる	●圧迫するとレベル3に比べ、より深い圧痕ができ、消えにくい ●足は明らかに腫脹して見える

レベル1+ 2mm
レベル2+ 4mm
レベル3+ 6mm
レベル4+ 8mm

浮腫の原因

1. 全身性浮腫	心性浮腫	うっ血性心不全(心筋梗塞、弁膜症、心筋症、高血圧など)
	腎性浮腫	急性腎炎、ネフローゼ症候群、急性・慢性腎不全
	栄養性浮腫	消化器疾患、低蛋白血症
	肝性浮腫	肝硬変
	内分泌性浮腫	甲状腺機能低下症
	薬剤性浮腫	ホルモン剤、非ステロイド抗炎症薬、降圧薬
	特発性浮腫	
2. 局所性浮腫	炎症性浮腫	
	静脈還流障害性浮腫	静脈瘤、静脈血栓症
	外származ性浮腫	
	腫瘍性浮腫	癌のリンパ節転移
	脳血管障害性浮腫	
	重力性浮腫	

アセスメント 褥瘡

褥瘡の観察部位（好発部位）

仰臥位
踵骨部 / 仙骨部 / 肘頭部 / 肩甲骨部 / 後頭部

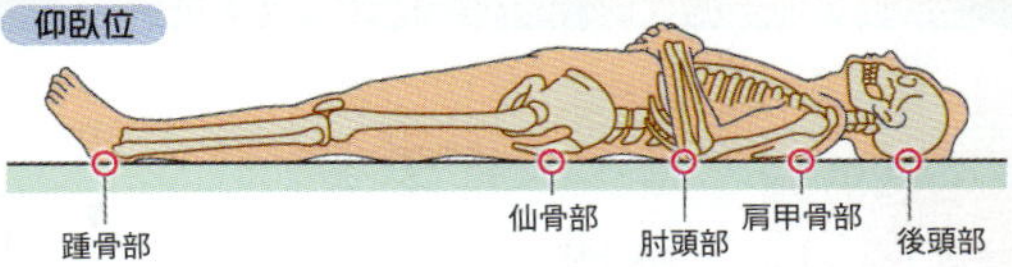

側臥位
踵骨部 外果部、内果部 / 膝関節顆部 / 大転子部 / 腸骨部 / 肋骨部 / 肩峰突起部 / 耳介部

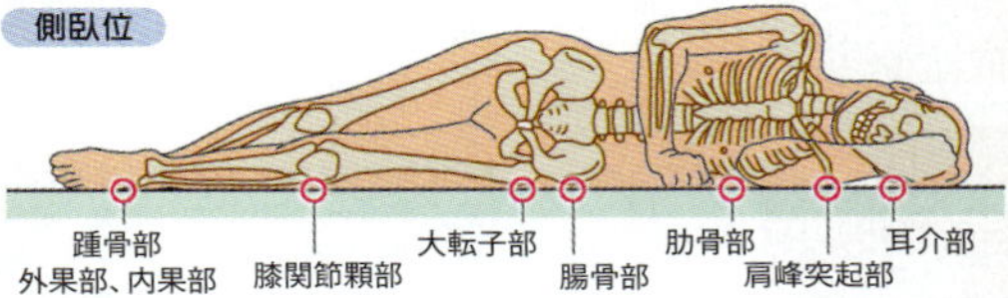

腹臥位
趾部 / 膝関節部 / 性器（男性の場合） / 乳房（女性の場合） / 肩峰突起部 / 耳介部

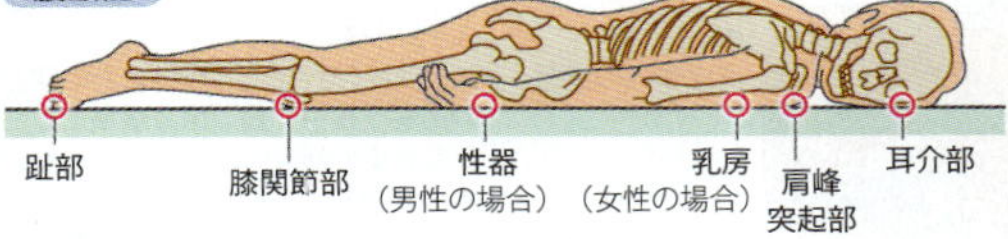

座位
後頭部 / 肩甲骨部 / 仙骨部 / 踵骨部 / 坐骨部 / 肩甲骨部 / 坐骨部

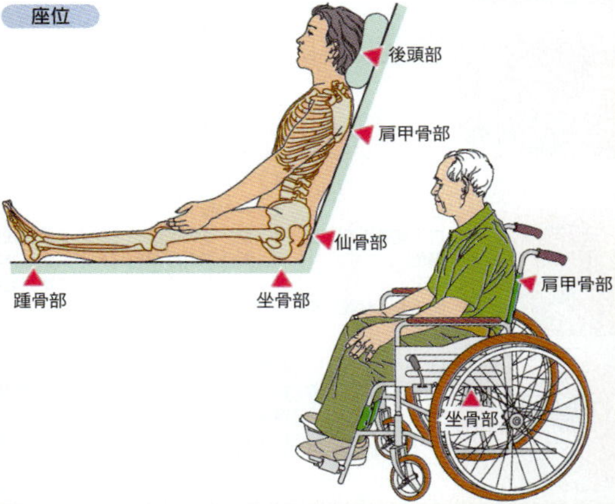

皮膚のアセスメント
褥瘡

褥瘡の深さ分類

DESIGN-R®深さ (2008)	NPUAP分類 (2007改訂版)
d0 皮膚損傷・発赤なし	―
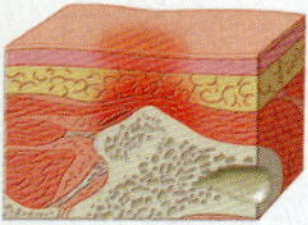 ―	**DTI疑い** 圧力および/またはせん断力によって生じる皮下軟部組織の損傷に起因する、限局性の紫または栗色の皮膚変色、または血疱
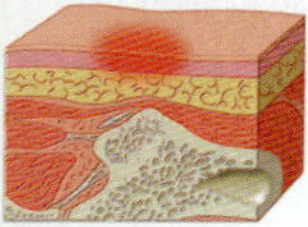 **d1** 持続する発赤	**ステージⅠ** 通常骨突出部位に限局する消退しない発赤を伴う、損傷のない皮膚。暗色部位の明白な消退は起こらず、その色は周囲の皮膚と異なることがある
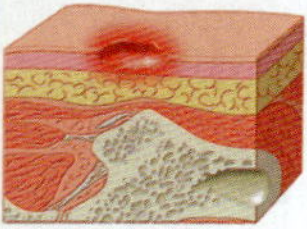 **d2** 真皮までの損傷	**ステージⅡ** スラフを伴わない、赤色または薄赤色の創底をもつ、浅い開放潰瘍として現れる真皮の部分欠損。破れていないまたは開放した/破裂した血清で満たされた水疱として現れることがある
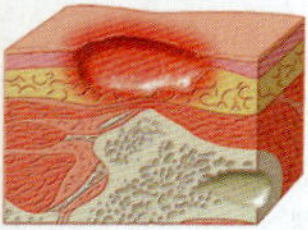 **D3** 皮下組織までの損傷	**ステージⅢ** 全層組織欠損。皮下脂肪は確認できるが、骨、腱、筋肉は露出していないことがある。スラフが存在することがあるが、組織欠損の深度が分からなくなるほどではない。ポケットや瘻孔が存在することがある
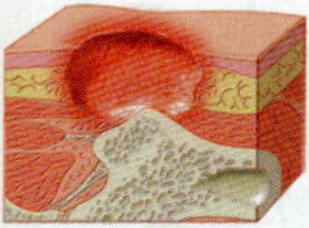 **D4** 皮下組織を超える損傷 **D5** 関節腔・体腔に至る損傷	**ステージⅣ** 骨、腱、筋肉の露出を伴う全層組織欠損。黄色または黒色壊死が創底に存在することがある。ポケットや瘻孔を伴うことが多い
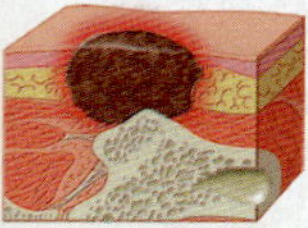 **U** 深さ判定が不能な場合	**判定不能** 創底で、潰瘍の底面がスラフ(黄色、黄褐色、灰色または茶色)および/またはエスカー(黄褐色、茶色、または黒色)で覆われている全層組織欠損

日本褥瘡学会編. 褥瘡予防・管理ガイドライン. 日本褥瘡学会: 2009:21より引用・改変

アセスメント

褥瘡局所の観察ポイント（DESIGN-R®による）

評価項目	評価内容と点数：評価スケール
Depth 深さ	創内の一番深い部分で評価し、改善に伴い創底が浅くなった場合、これと相応の深さとして評価する 0：皮膚損傷・発赤なし　　　　4：皮下組織を超える損傷 1：持続する発赤　　　　　　　5：関節腔・体腔に至る損傷 2：真皮までの損傷　　　　　　U：深さ判定が不能な場合 3：皮下組織までの損傷　　　　→P66「褥瘡の深さ分類」参照
Exudate 滲出液	0：なし 1：少量：毎日のドレッシング交換を要しない 3：中等量：1日1回のドレッシング交換を要する 6：多量：1日2回以上のドレッシング交換を要する
Size 大きさ	皮膚損傷範囲を測定　長径(cm)×長径と直交する最大径(cm) 0：皮膚損傷なし　　　　　　　　9：36以上　64未満 3：4未満　　　　　　　　　　　12：64以上　100未満 6：4以上　16未満　　　　　　　15：100以上 8：16以上　36未満
Inflammation /Infection 炎症/感染	0：局所の炎症徴候なし 1：局所の炎症徴候あり（創周囲の発赤、腫脹、熱感、疼痛） 3：局所の明らかな感染徴候あり（炎症徴候、膿、悪臭など） 9：全身的影響あり（発熱など）
Granulation tissue 肉芽組織	0：治癒あるいは創が浅いため肉芽形成の評価ができない 1：良性肉芽が創面の90％以上を占める 3：良性肉芽が創面の50％以上90％未満を占める 4：良性肉芽が、創面の10％以上50％未満を占める 5：良性肉芽が、創面の10％未満を占める 6：良性肉芽が全く形成されていない
Necrotic tissue 壊死組織	混在している場合は全体的に多い病態をもって評価する 0：壊死組織なし　　　　　　　　6：硬く厚い密着した壊死組織あり 3：柔らかい壊死組織あり
Pocket ポケット	毎回同じ体位で、ポケット全周（潰瘍面も含め）[長径(cm)×短径(cm)]から潰瘍の大きさを差し引いたもの 0：ポケットなし　　　　　　　　12：16以上36未満 6：4未満　　　　　　　　　　　24：36以上 9：4以上16未満

部位［仙骨部、坐骨部、大転子部、踵骨部、その他（　　　　　　　　　）］

日本褥瘡学会編．褥瘡予防・管理ガイドライン．日本褥瘡学会，2009より引用・改変

●DESIGN-R®(2009)は、日本褥瘡学会が開発した褥瘡経過評価および重症度分類の測定ツールで、褥瘡局所のDepth（深さ）、Exudate（滲出液）、Size（大きさ）、Inflammation/Infection（炎症/感染）、Granulation（肉芽組織）、Necrotic tissue（壊死組織）、Pocket（ポケット）の評価項目からなる。DESIGNは各項目の頭文字に由来する。各項目が点数化され、深さ以外の点数を合計することで、数量化した評価が可能である。

アセスメント 痛みのアセスメント

痛みのアセスメント項目

特徴	例:鈍い、疼痛、鋭い、刺すような、しつこい	悪化要因	痛みを悪化させる原因は何か
開始	いつ始まったか	放散	痛みは、身体の他部位に放散するか
部位	部位はどこか	軽減	症状を軽減させる要因は何か
継続期間	どれくらい長い間、続くか 頻度	関連症状	例:吐き気、不安、自発的反応

ペインスケール

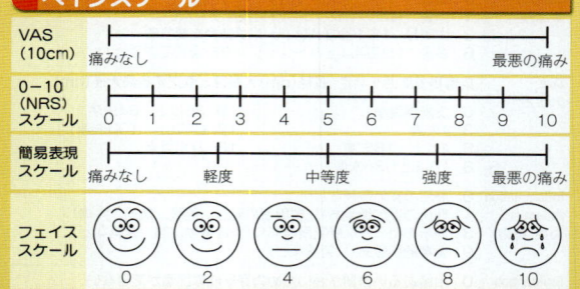

VAS (10cm): 痛みなし ─── 最悪の痛み

0-10 (NRS) スケール: 0 1 2 3 4 5 6 7 8 9 10

簡易表現スケール: 痛みなし 軽度 中等度 強度 最悪の痛み

フェイススケール: 0 2 4 6 8 10

BPS(Behavioral Pain Scale)

表情、上肢の動き、人工呼吸器との同調という3項目について、それぞれ4点ずつスコアを付けて満点が12点になるスケール

項目	説明	スコア
表情	穏やかな	1
	一部硬い(たとえば、眉が下がっている)	2
	全く硬い(たとえば、まぶたを閉じている)	3
	しかめ面	4
上肢の動き	全く動かない	1
	一部曲げている	2
	指を曲げて完全に曲げている	3
	ずっと引っ込めている	4
人工呼吸器との同調性	同調している	1
	ときに咳嗽 大部分は呼吸器に同調している	2
	呼吸器とファイティング	3
	呼吸器との調節がきかない	4

日本呼吸療法医学会.人工呼吸中の鎮静のためのガイドライン.人工呼吸中の鎮静ガイドライン作成委員会,2007.より引用

アセスメント

痛みの表現語：簡易型MPQの15語

用語	説明	類語
ズキズキする（拍動痛）	脈打つような感じ（連続感を強調）	チラチラする、ブルブル震えるような、ズキンズキンする、ドキンドキンする、ガンガンする
ビーンと走るような	撃たれたときの衝撃の強さとその痛みの移動を強調	ピクッとする、ピカッとする
刃物で突き刺されるような	鋭い感じと、約5cm（2インチ）以上の深さを感じる	チクリとする、千枚通しで押し込まれるような、ドリルでもみ込まれるような、槍で突き抜かれるような
鋭い	—	切り裂かれるような、引き裂かれるような
ひきつるような	痙攣するような、やや鋭い感じ（強い腹痛のときなど）	つねられたような、圧迫されるような、押しつぶされるような
かみつかれるような	1回だけではなく、何度もしつこく責めさいなまれる感じ	かじり続けられるような
熱い・灼けるような	—	やけどしたような、こげるような
うずくような	しばしば長く続く鈍い痛みをさす	じわっとした、腫れたような、傷のついたような
重苦しい	とても強く、激しい痛み	激しく苦痛な
触られると痛い	腫れたり、ただれたりした感じではなく、敏感になっている感じ	突っ張った、イライラする
割れるような	割れるように激しい感じ	激しい
うんざりした	めんどうで、骨の折れる感じ	疲れる、げんなりした、疲れ果てる
吐き気のする	嫌な気持ちで吐き気をもよおすような感じ	息苦しい、気分が悪くなる
こわいような	痛みの強さを恐怖心に置換した表現	おののくような、すさまじい、ぞっとするような
痛めつけられるような	痛みの強さを被害者としてとらえた表現	こりごりする、過酷な、残酷な、残忍な、死ぬほどつらい

日本疼痛学会・日本ペインクリニック学会編．標準痛みの用語集．南江堂：1999：252-261より許可を得て一部抜粋改変し転載

急変対応チェックポイント

心肺停止バイタルサインのチェックポイント

バイタルサイン	チェックポイント	方法	対応
意識	深昏睡かどうかを確かめる ●患者に呼びかける ●患者に刺激を与える 反応がなければ深昏睡	p.32参照	●医療スタッフの応援を求める ●心肺蘇生法を実施する p.73、74参照
呼吸	気道を確保し、自発呼吸の有無を把握する	p.14、15参照	
脈拍	頸動脈を触知し、心拍動の有無を把握する		

急変徴候のチェックポイント

バイタルサイン	チェックポイント
意識	●いつもと異なる言動：会話がおかしい、多弁である、不要な言動がある、表情が変化している
呼吸	●呼吸回数の増加：頻呼吸　　　　　　　　　　　　　p.14、15参照 ●呼吸の深さの増加：過呼吸 ●異常な呼吸パターン：クスマウル呼吸、チェーンストークス呼吸、ビオー呼吸、あえぎ呼吸、群発呼吸、気管支喘息発作、失調性呼吸 ●努力呼吸：鼻翼呼吸、下顎呼吸 ●異常な呼吸音：ラ音、呼吸音減弱
脈拍	●脈拍数の増加：頻脈 ●脈拍数の減少：徐脈 ●異常な脈拍リズム：脈拍欠損、交互脈、不整脈
血圧	●安静時収縮期血圧の20〜30%の上昇または低下 ●拡張期血圧が120〜130mmHg以上に上昇 ●脈圧の狭小化
体温	●異常な熱型：弛張熱、稽留熱 ●悪寒、戦慄
顔貌	●赤ら顔　　　●青白い顔　　　●チアノーゼ ●無欲様の表情　●苦悩様の表情
皮膚	●異常発汗　　●冷汗　　●末梢冷感
姿勢	●起立できないことによる受動的臥位 ●仰臥することが楽なことによる能動的臥位 ●頻回な姿勢の変更 ●起座呼吸 ●エビのような姿勢 ●後弓反張(体を弓のように反らせる)

急変対応 急変事態と緊急度

急変を起こす可能性の高い疾患・医療行為

急変を起こす可能性の高い疾患

障害部位	疾患
中枢神経系	脳血管障害（脳出血、脳梗塞、クモ膜下出血）、てんかん
循環器系	急性心筋梗塞、不整脈、大動脈解離、肺血栓塞栓症
呼吸器系	誤嚥、窒息、急性肺炎、気胸、血胸
消化器系	消化管出血、穿孔、閉塞、感染症
腎泌尿器系	急性尿閉（膀胱タンポナーデを含む）
内分泌・代謝系	高血糖、低血糖、肝性昏睡、電解質異常

医療行為に関連する急変

急変時の症状	急変の原因となる処置
出血	術後、内視鏡的生検・治療後、採血・動脈穿刺後
アレルギー	すべての薬剤に可能性がある、異型輸血
肺血栓塞栓症	体位変換、歩行開始
神経反射	浣腸、処置に伴う迷走神経反射
薬剤過量	誤薬、小児・高齢者
事故	窒息（食事介助中）、転倒・転落などの外傷、チューブ・ライン抜去

日野原重明監、岡田定編．バイタルサインの見方・読み方．看護学生必修シリーズ．照林社，2005；108より引用

CTAS/JTASのトリアージレベル分類（レベルカラー）

レベル1 ─ 蘇生レベル	生命または四肢を失う恐れのある状態であり、積極的な治療がただちに必要な状態
レベル2 ─ 緊急	潜在的に生命や四肢の機能を失う恐れがあるため、迅速な治療が必要な状態
レベル3 ─ 準緊急	重篤化し救命処置が必要になる可能性がある状態、あるいは強い不快な症状を伴うようえで支障がある、または日常生活にも支障がある状態
レベル4 ─ 低緊急	患者の年齢に関連した症状、苦痛と感じる症状、潜在的に悪化を生じる可能性のある状態で1～2時間以内の治療や再評価が好ましい状態
レベル5 ─ 非緊急	急性期の状態だが緊急性のないもの、および増悪の有無にかかわらず慢性期症状の一部である場合、精査や治療を先延ばしにしたり、院内の他科または、他の医療機関への紹介で対応可能な場合

日本救急医学会・日本救急看護学会・日本臨床救急医学会監．緊急度判定支援システム プロバイダーマニュアル．へるす出版，2011：4より引用

急変対応 心肺蘇生

成人の医療用BLSアルゴリズム

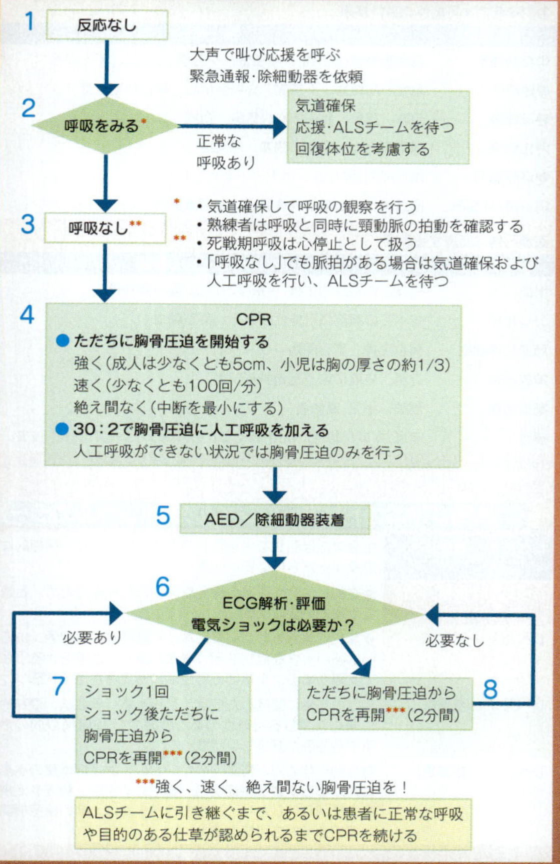

1 反応なし

大声で叫び応援を呼ぶ
緊急通報・除細動器を依頼

2 呼吸をみる*

正常な呼吸あり → 気道確保
応援・ALSチームを待つ
回復体位を考慮する

3 呼吸なし**

* 気道確保して呼吸の観察を行う
* 熟練者は呼吸と同時に頸動脈の拍動を確認する
** 死戦期呼吸は心停止として扱う
・「呼吸なし」でも脈拍がある場合は気道確保および人工呼吸を行い、ALSチームを待つ

4 CPR
● ただちに胸骨圧迫を開始する
　強く(成人は少なくとも5cm、小児は胸の厚さの約1/3)
　速く(少なくとも100回/分)
　絶え間なく(中断を最小にする)
● 30:2で胸骨圧迫に人工呼吸を加える
　人工呼吸ができない状況では胸骨圧迫のみを行う

5 AED／除細動器装着

6 ECG解析・評価
電気ショックは必要か?

必要あり ← → 必要なし

7 ショック1回
ショック後ただちに
胸骨圧迫から
CPRを再開***(2分間)

8 ただちに胸骨圧迫から
CPRを再開***(2分間)

*** 強く、速く、絶え間ない胸骨圧迫を!

ALSチームに引き継ぐまで、あるいは患者に正常な呼吸や目的のある仕草が認められるまでCPRを続ける

JRC蘇生ガイドライン2010より引用

急変対応

ALSアルゴリズム

```
        反応なし
    無呼吸または死戦期呼吸
            │
          大声で叫ぶ
   119番通報／蘇生チーム要請・AED依頼
            ↓
       CPR（30：2）
  胸骨圧迫中断を最小・質の高いCPRに集中
       AED／除細動器装着
            ↓
       VF／無脈性VT
    ├はい            いいえ┤
    ↓                    ↓
  ショック      （心拍再開の可能性があれば）
   1回              脈拍の触知
              はい        いいえ
```

二次救命処置（ALS）
胸骨圧迫中断を最小にしながら
- 可逆的な原因の検索と是正
- 静脈路／骨髄路確保
- 血管収縮薬を考慮
- VF/VTの場合に抗不整脈薬を考慮
- 気管挿管・声門上気道デバイスを考慮
- 気管挿管後は連続した胸骨圧迫
- 呼気CO₂モニターを使用

CPR：ただちに胸骨圧迫から再開
30：2で5サイクル（2分間）

心拍再開後のモニタリングと管理
- 12誘導ECG・心エコー
- 循環管理（early goal-directed therapy）
- 再灌流療法（緊急CAG/PCI）
- 吸入酸素濃度と換気量の適正化
- 体温管理（低体温療法）
- 原因の検索と治療

JRC蘇生ガイドライン2010より引用

急変対応	**心肺蘇生** **二次救命処置**

二次救命処置のアルゴリズム

A (Airway) 器具を用いた気道確保

- **看護のポイント**
  - 十分な酸素化
  - 口腔内吸引の実施
  - 気管挿管を妨げない介助

⬇

B (Breathing) 気管挿管後の確認と固定、十分な酸素化と換気

- **看護のポイント**
  - すみやかに十分な酸素化と換気
  - 誤挿管のチェック
  - 確実なチューブ固定

⬇

C (Circulation) 静脈路確保、昇圧剤投与。抗不整脈薬、経皮ペーシングを考慮

- VF/無脈性VTにはアドレナリン1mg静注を3〜5分ごと or バソプレシン40単位1回→除細動を繰り返す
- PEA(無脈性電気活動)にはアドレナリン1mg静注を3〜5分毎 徐脈の場合アトロピン1mg静注 必要に応じ3〜5分毎(総量は0.04mg/kgまで)
- Asystole(心静止)には経皮ペーシングを考慮。アドレナリン1mg静注を3〜5分毎 アトロピン1mg静注を3〜5分ごと(総量は0.04mg/kgまで)
- 心電図波形が完全房室ブロックの場合は経皮ペーシング

⬇

D (Differential Diagnosis) 可逆的原因の検索 "5H's" "5T's"

1	**H**ypovolemia：低容量	➡ 急速輸液
2	**H**ypoxia：低酸素血症	➡ 酸素化と呼吸管理
3	**H**ydrogen ion：アシドーシス	➡ 補正、呼吸管理
4	**H**yperkalemia：高カリウム血症	➡ 塩化カルシウム
5	**H**ypothermia：低体温	➡ 加温
6	**T**ablets：薬物	➡ 中毒の治療
7	**T**amponade (cardiac)：心タンポナーデ	➡ 心嚢穿刺
8	**T**ension pneumothorax：緊張性気胸	➡ 胸腔ドレナージ
9	**T**hrombosis (coronary)：心筋梗塞	➡ 血栓溶解療法
10	**T**hrombosis (pulmonary)：肺血栓塞栓症	➡ 血栓溶解療法、手術的除去

急変対応 緊急薬剤

心肺蘇生で用いる主な薬剤と使い方

一般名	商品例	使用方法
アドレナリン	ボスミン注 アドレナリン注0.1%シリンジ「テルモ」	●初回、1mg/1Aを静脈路より急速投与。続いて生理食塩液20mLで後押しし、静脈路を確保している肢を10〜20秒挙上 ●効果がない場合、1mg/1Aを3〜5分毎に反復投与
バソプレシン	ピトレシン注射液	●アドレナリンの1回目または2回目投与のいずれかを、バソプレシン40単位の静脈からの急速投与に代用可能 ●冷所保存で管理
リドカイン	静注用キシロカイン2% オリベス静注用2% リドカイン静注用2%シリンジ「テルモ」	●アドレナリン投与後もVF/無脈性VTが続く場合に投与 ●初回、1.0〜1.5mg/kgを静脈路より急速投与。続いて生理食塩液20mLで後押しし、静脈路を確保している肢を10〜20秒挙上 ●効果がない場合、0.5〜0.75mg/kgを追加投与 ●最大3回まで投与可能であるが、極量は3mg/kg ●中毒症状(催不整脈作用)が現れることがあるので、患者の観察を十分に行う
アミオダロン	アンカロン注150	●初回、300mgを静脈内または骨髄内投与 ●2回目、150mgを静脈内または骨髄内投与 ●バイアル製剤のため、溶解して使用
マグネシウム	静注用マグネゾール20mL	●VF/無脈性VTなどの心停止が、トルサド・ド・ポアンツに合併している場合に投与可能 ●1〜2gを10mLの5%ブドウ糖液で希釈し、5〜20分かけて静脈内に投与
アトロピン	アトロピン硫酸塩注0.5mg「フソー」 アトロピン硫酸塩注0.5mg「タナベ」 アトロピン注0.05%シリンジ「テルモ」	●心静止や徐脈性PEAの場合、1.0mgを静脈路より急速投与、続いて生理食塩液20mLで後押しし、静脈路を確保している肢を10〜20秒挙上 ●効果がない場合、1.0mg/2Aを3〜5分毎に反復投与 ●最大3回まで投与可能であるが、極量は3mg ●頻脈性のPEAには使用不可 ●1A=0.5mgであるため、心停止時は1mg(2A)の投与 ●ST上昇型心筋梗塞でブロックを伴う徐脈は、すべてアトロピン禁忌
ドパミン	イノバン注100mg イノバン注0.3%シリンジ 他に、カタボンHi注、カタボンLow注、カコージンD注など	●蘇生成功後、心拍出量維持の目的で、必要時5μg/kg/分から使用開始 ●厳密な投与量の調整が必要な場合や、微量注入(通常、10mL/分以下)する場合、シリンジ薬剤ではシリンジポンプ、点滴製剤では輸液ポンプを使用 ●pH8.0以上になると着色することがあるので、重炭酸ナトリウムのようなアルカリ性薬剤と混合しない
炭酸水素ナトリウム	メイロン静注7%	●初期投与量は1mEq/kg、その後は血液ガス分析を実施し、その結果に基づいた投与を行う。完全補正は行わないほうがよい ●単に代謝性のアシドーシスを示す状況での投与は推奨されていない

急変対応 ショック
ショックの症状

ショックの5P（5つの症状）

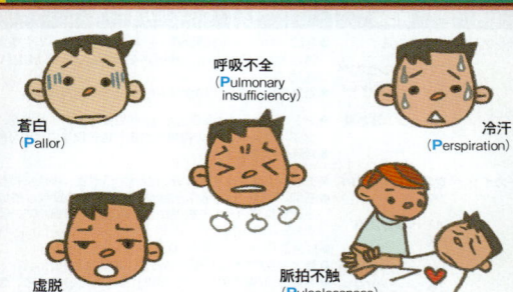

- 蒼白（**P**allor）
- 呼吸不全（**P**ulmonary insufficiency）
- 冷汗（**P**erspiration）
- 虚脱（**P**rostration）
- 脈拍不触（**P**ulselessness）

キャピラリーリフィーリングタイム（CRT）

- 爪床部を押してみて、爪の色が元に戻るまでの時間を見ること

3秒以上：末梢循環不全、ショックの徴候

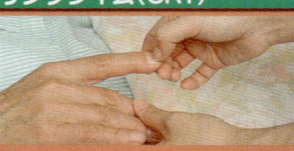

ショックスコア：ショックの重症度評価

●全身状態の変動を定量的に表す。5点以上をショックと診断する

項目＼スコア	0	1	2	3
収縮期血圧（BP）(mmHg)	100≦BP	80≦BP<100	60≦BP<80	BP<60
脈拍数（PR）(回/分)	PR≦100	100<PR≦120	120<PR≦140	140<PR
Base excess（BE）(mEq/L)	−5≦BE≦+5	+5<BE≦+10 −5>BE≧−10	+10<BE≦+15 −10>BE≧−15	+15<BE −15>BE
尿量（UV）(mL/時)	50≦UV	25≦UV<50	0<UV<25	0
意識状態	清明	興奮から軽度の応答の遅延	著明な応答の遅延	昏睡
5項目のスコアで判定	0〜4点	5〜10点		11〜15点
	非ショック	軽症および中等症ショック		重症ショック

Ogawa R, Fujita T. A scoring for a quantitative evaluation of shock. J Surg 1982:12(2):122-125.

急変対応 ショック対応

各ショックの特徴と輸液／薬剤

ショックの分類	特徴	対応時の輸液・薬剤
循環血液量減少性(出血性)ショック	● 減・微弱・頻脈 ● チアノーゼ ● 冷感、蒼白、冷汗 →例：冷たく湿っている ● 尿量減少 ● CVP**下降	● 細胞外液製剤－乳酸リンゲル液・酢酸リンゲル液 ● 代用血漿剤－ヘスパンダー・低分子デキストラン ● 血漿製剤－加熱人血漿・新鮮凍結血漿
心原性ショック	● 不整脈 ● 湿性ラ音(心不全兆候) ● 呼吸困難 ● 胸痛(前駆症状) ● CVP上昇	● フォレスターⅢ：乳酸リンゲル液＋ドブタミン・ドパミン ● フォレスターⅣ：利尿薬・血管拡張薬・ドブタミン・ドパミン
感染性ショック	● 皮膚が温かく紅潮(悪化で蒼白) ● 不穏・興奮	● 細胞外液製剤－乳酸リンゲル液 ● ドパミン・ノルアドレナリン
神経原性ショック	● 顔面蒼白 ● 徐脈 ● CVP下降あるいは変化なし	● 細胞外液製剤－乳酸リンゲル液・酢酸リンゲル液 ● アトロピン硫酸塩・イソプロテレノール塩酸塩
アナフィラキシーショック	● じんましん ● 四肢末梢のしびれ ● 呼吸困難、咳嗽	● ステロイド薬・抗ヒスタミン薬 ● アドレナリン

＊下の表は臨床上の特徴をつかみやすくする意図で、古いショックの分類に基づいて表記しています。　＊＊CVP: central venous pressure 中心静脈圧

ショックによる臨床症状と出血量

出血量の推定(mL)	出血量(循環血液量%)	臨床症状	Ht値(%)	心拍数(HR：回/分)	収縮期血圧(sBP：mmHg)	ショック指数(HR÷sBP)
750mL	15%以下	めまい、立ちくらみ、皮膚冷感	42%	60回/分	120mmHg	0.5
750〜1250mL	15〜25%	冷汗、皮膚の湿潤、四肢冷感、蒼白、全身倦怠感、口渇、めまい〜失神	38%	100回/分	100mmHg	1
1250〜1750mL	25〜35%	不安、興奮、錯乱、毛細血管再充満時間(CRT)低下	34%	100〜120回/分	90mmHg以下	1.5
1750〜2300mL	35〜45%	橈骨動脈触知不可、呼吸促迫、傾眠、反応の遅延、極度の蒼白、チアノーゼ	30%以下	120回/分以上	70mmHg以下	2.0以上
2300mL以上	45%以上	昏睡、チアノーゼ、下顎呼吸	10〜20%	触れない	40mmHg以下	－

77

急変対応 胸痛への対応

胸痛のアセスメントと対応

1 緊急度の把握
- 全身状態の把握（以下の場合は緊急対応・処置）

| ショック症状 | 意識障害 | 激しい痛み | 致死的不整脈 |

2 フィジカルアセスメント

問診	● 既往歴：循環器・呼吸器疾患、高血圧の有無、投薬の有無 ● 症状：症状はいつ発生したか？ 痛みは急激？ 緩徐？ 持続性？ 間欠性？ ● 痛みの部位・性質・時間 ● 随伴症状：呼吸困難の有無	視診	● 顔色・全身皮膚色 ● 冷汗 ● 呼吸状態・チアノーゼ ● 頸静脈の怒張
触診	● 四肢冷感 ● 脈拍の緊張 ● 肝腫大、下肢の浮腫	聴診	● 異常呼吸音の有無（ラ音、減弱・消失） ● 心雑音の有無

3 緊急対応・処置

体位管理	水平仰臥位（下肢挙上は禁忌）
モニタリング	心電図モニタ、パルスオキシメータ
酸素投与	意識障害を伴う場合は気管挿管の準備
除細動	心室細動（VF）、無脈性心室頻拍（pulseless VT）時

胸痛の特徴から予測される重篤な疾患

急性心筋梗塞	● 突然起こる胸部の激痛 ● 頸部から左肩にかけての放散痛 ● 絞扼感、圧迫感、食道・気管の灼熱感
急性大動脈解離	● 突然の激しい胸部、背部にかけての引き裂かれるような痛み（解離進行により範囲拡大） ● 腰部、時に腹部の疼痛 ● 疼痛強度は、解離直後が最も強く、徐々に減弱 ● 主要分岐動脈の虚血症状 （頸動脈以降で脈が消失、橈骨動脈触知の左右差、脳虚血による失神、下肢の血流障害）
肺血栓塞栓症	● 突然の胸痛とともに起こる呼吸困難 ● 時に咳嗽、血痰を認める ● 多呼吸、頻脈 ● 半数以上に37.5℃以上の発熱
緊張性気胸	● 呼吸困難を主徴とした胸痛 ● 患側呼吸音の減弱または消失 ● 打診にて肺虚脱部の鼓音

急変対応 呼吸困難への対応

呼吸困難のアセスメントと対応

1 緊急度の把握

●全身状態の把握（以下の場合は緊急対応・処置）

ショック症状	意識障害	自発呼吸なし
上気道閉塞	低酸素血症（$SpO_2<90\%$、$PaO_2<60Torr$）	

2 フィジカルアセスメント

問診	●既往歴：呼吸器・循環器疾患、喘息の有無、投薬の有無 ●症状：症状はいつ発生したか？ 呼吸困難は突発性？ 急性？ 慢性？ ●随伴症状：胸痛の有無など	視診	●顔色・表情、全身皮膚色、チアノーゼ ●冷汗 ●窒息時のサイン（喉を両手でつかむ） ●呼吸補助筋の使用（努力呼吸の有無） ●頸静脈の怒張
触診	●胸部の拡張 ●脈拍の緊張	聴診	●異常呼吸音の有無（ラ音、減弱・消失、左右差） ●喘鳴の有無

3 緊急対応・処置

気道確保	気道異物は、異物除去（喉頭異物：指や鉗子にて除去、上気道異物：ハイムリック法）
酸素投与	意識障害を伴う場合は気管挿管と人工呼吸の準備
体位管理	ショック→下肢挙上 ショック以外→座位あるいは半座位
モニタリング	パルスオキシメータ、心電図モニタ

呼吸困難の特徴から予測される重篤な疾患

気道異物	●突発性呼吸困難 ●咳嗽、喘鳴を伴うことが多いが、完全閉塞すると声も出ない ●急速にチアノーゼが進行し、意識を失う
肺血栓塞栓症	●突然の胸痛とともに起こる突発性呼吸困難 ●時に咳嗽、血痰を認める ●多呼吸、頻呼 ●半数以上に37.5℃以上の発熱
緊張性気胸	●突発性呼吸困難 ●呼吸困難を主徴とした胸痛 ●患側呼吸音の減弱または消失 ●打診にて肺虚脱部の鼓音
気管支喘息	●口すぼめ呼吸や努力性呼吸 ●呼気延長 ●喘鳴の聴取（重症時は喘鳴も消失）

急変対応 頭痛への対応

頭痛のアセスメントと対応

1 緊急度の把握

●**全身状態の把握**（以下の場合は緊急対応・処置）

意識障害、応答反応なし		瞳孔不同
呼吸パターンの悪化	四肢麻痺あり	嘔気、嘔吐

2 フィジカルアセスメント

問診
- 既往歴：循環器疾患、高血圧の有無、投薬の有無
- 症状：症状はいつ発生したか？ 誘因は？
  頭痛は突発性？ 急性？ 慢性？
- 痛みの部位・性質・強さ・広がり
- 随伴症状：しびれ、めまい、複視、視力・視野障害、髄膜刺激症状、頭蓋内圧亢進症状

視診
- 顔色・表情
- 痙攣
- 瞳孔

触診
- 脈拍の緊張

3 緊急対応・処置

気道確保	意識障害を伴う場合は気管挿管の準備
体位管理	不要な体位変換はしない 20～30度程度の頭位挙上
モニタリング	血圧上昇、脈圧増大、徐脈に注意 （脳ヘルニアなどによる「クッシング現象」） 意識レベルの推移 パルスオキシメータ、心電図モニタ

頭痛の特徴から予測される重篤な疾患

クモ膜下出血	●今までに経験したことのないような激しい頭痛（特に後頭部が多い） ●嘔気・嘔吐を伴うことがある ●頭痛を訴えた後に意識障害をきたす場合も少なくない
髄膜炎	●激しい頭痛のほか、38～39℃の高熱が出る ●身体を動かしたり、頭を振ったりすると、痛みが増強する
脳出血	●突然頭痛が起こり、徐々に増強する ●嘔気や嘔吐を伴うことが多い ●呂律不良や四肢のしびれ、麻痺などが出現する

急変対応 腹痛への対応

腹痛のアセスメントと対応

1 緊急度の把握
- 全身状態の把握（以下の場合は緊急対応・処置）

| ショック状態 | 意識障害 | 吐血・下血 |

2 フィジカルアセスメント

問診
- 既往歴：腹部手術、消化器疾患、投薬の有無
- 症状：症状はいつ発生したか？　最終経口摂取（時間、食品名、量）は？
  痛みの部位・性質・時間
- 随伴症状：筋性防御の有無、腹部膨満の有無
- 妊娠の有無
- 嗜好品の摂取状況

触診
- 筋性防御
- 著明な腹部膨満
- 腹部大動脈の拍動

聴診
- 腸蠕動運動の有無
- 腸蠕動音の性質
- 喘鳴の有無

3 対応・処置（ショック状態、致死性不整脈の胸痛時）

体位管理	下肢挙上（頭部・体幹は水平位）
静脈路確保と輸液	出血性ショック：輸血の準備
モニタリング	心電図モニタ、パルスオキシメータ
気道確保と酸素投与	意識障害を伴う場合は気管挿管の準備

腹痛の特徴から予測される重篤な疾患

腹膜炎	● 増強する強度の腹痛 ● 運動時の悪化 ● 発熱 ● 嘔気や嘔吐 ● 腹部膨満、腹壁の筋性防御、圧痛
腹部大動脈瘤	● 突然の激しい腹部、側腹部、背部の痛み ● 腹部に拍動性の塊
腸閉塞	● 激しく、差し込むような疝痛 ● 便秘、嘔吐、腹部膨満、腸蠕動音亢進 ● 発熱 ● 頻脈、低血圧
胆嚢炎	● 右季肋部痛、肩や背部への放散痛 ● 嘔気や嘔吐 ● 腹壁の筋性防御 ● 発熱 ● 頻脈、頻呼吸 ● 倦怠感 ● 黄疸

ケア・処置 呼吸管理
酸素療法

酸素流量の目安

● 低流量システム(成人参考値)

投与方法	酸素流量	吸入酸素濃度
経鼻カニューラ[*1]	1L/分	24%
	2L/分	28%
	3L/分	32%
	4L/分	36%
	5L/分	40%
フェイスマスク[*2]	5L/分	40%
	6L/分	40〜50%
	7L/分	50〜60%
	8L/分	60%
リザーバー付きマスク[*3]	6L/分	60%
	7L/分	70%
	8L/分	80%
	9L/分	90%
	10L/分	90%以上

[*1] 経鼻カニューラは、6L/分以上は使用しない
[*2] フェイスマスクは、1〜4L/分では使用しない
[*3] リザーバー付きマスクは、1〜5L/分では使用しない

● 高流量システム

投与方法	酸素流量	吸入酸素濃度
ベンチュリマスク	2L/分	24%
	4L/分	28%
	6L/分	31%
	8L/分	35%、40%
	12L/分	50%
インスピロンネブライザー	4〜15L/分	5段階の酸素濃度ダイアル(35%、40%、50%、70%、100%)
レスピフローネブライザー	3〜10L/分	7段階の酸素濃度ダイアル(28%、33%、35%、40%、60%、80%、98%)

● トータルフロー計算式
トータルフロー(L/分) = {(1.0 − 0.21) ÷ (F_IO_2 − 0.21)} × 酸素流量計の流量

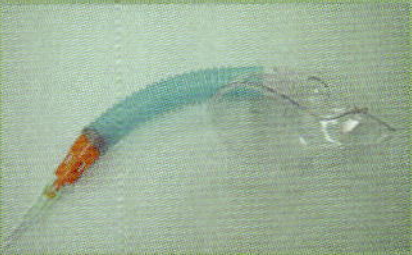

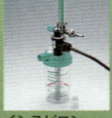

ベンチュリマスク　　インスピロン 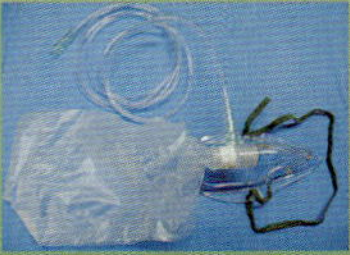　　リザーバー付きマスク

カピバラが目印の大好評シリーズ

カラー文庫版

とんでもなく役立つ
検査値の読み方

著◉西崎 祐史／渡邊 千登世
定価：**本体1,400円**+税
304頁／ISBN978-4-7965-2288-5

- 基準値はもちろん、観察・ケアのポイントまでがわかる
- 他の検査との関連、検体採取、取り扱いの注意点、ケアのポイントなども収載

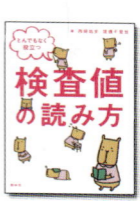

スッキリわかる
モニター心電図

著◉德野 慎一
定価：**本体1,300円**+税
160頁／ISBN978-4-7965-2291-5

- 初心者からベテランまで役立つモニター心電図の知識をコンパクトに凝縮
- まぎらわしい波形の練習問題などで総合的に理解できる

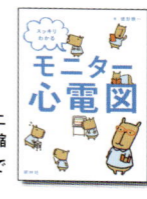

ポイントすっきり
人工呼吸ケア

著◉磨田 裕
価：**本体1,500円**+税
4頁／ISBN978-4-7965-2389-9

- 人工呼吸器の構造や換気モード、鎮痛・鎮静やウィーニングなど、わかりやすくまとめた
- 病棟で実施されるケースが増：NPPV管理のツボも網羅

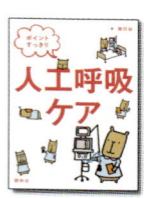

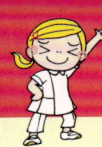

基礎実習・領域別実習
コンパクトにまとめた

オールカラー文庫判

看護学生【第2版】クイックノート

監修 ● 石塚 睦子
編集 ● プチナース編集部
定価 ● 本体925円+税
128頁/ISBN978-4-7965-2335-6

解剖生理／アセスメント／看護技術の数値／検査値／看護でよく聞く言葉／略語

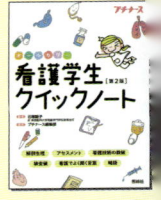

成人・老年 看護実習クイックノート

監修 ● 池西 静江
著 ● 森田 真帆／伊藤 美栄
定価 ● 本体900円+税
144頁/ISBN978-4-7965-2428-5

第1章：ここがポイント！成人・老年看護学実習
第2章：観察・アセスメント・ケアのポイント
第3章：実習でよく出合う疾患のポイント

小児 看護実習クイックノート

監修 ● 池西 静江
著 ● 四俣 芳子
定価 ● 本体900円+税
128頁/ISBN978-4-7965-2429-2

第1章：ここがポイント！小児看護学実習
第2章：観察・アセスメントに必要な基礎知識
第3章：実習でよく出合う症状・疾患のポイント
第4章：実習でよく行うケアのポイント

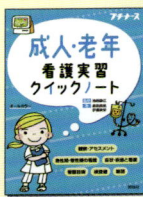

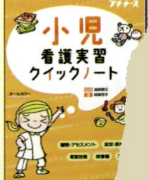

ケア・処置 人工呼吸管理

人工呼吸器開始基準

酸素化の指標	$PaO_2<70Torr(FiO_2=0.4)$ または $PaO_2<300Torr(FiO_2=1.0)$ $A-aDO_2>350Torr(FiO_2=1.0)$ 肺内シャント率>20%
換気の指標	死腔換気量($V_D/V_T>0.6$) 呼吸数<5回/分 あるいは >40回/分 $PaCO_2>55Torr$(急性呼吸不全) $PaCO_2>70Torr$、CO_2ナルコーシス(慢性呼吸不全)
呼吸予備力の指標	一回換気量(V_T)<3mL/kg 肺活量(VC)<15mL/kg 最大吸気力(MIF)<-25cmH_2O
その他	著明な呼吸努力・循環不安定・大手術後

$A-aDO_2$:肺胞気-動脈血酸素分圧の較差($A-aDO_2=PaO_2-PaO_2$)、PaO_2:動脈血酸素分圧、$PaCO_2$:動脈血二酸化炭素分圧、FiO_2:吸入気酸素濃度

初期設定例

			具体的な設定例	成人の場合の目安
SIMVを使用した場合	換気モード		SIMV+PS	
	FiO_2(酸素濃度)	(%)	1.0(100)	
	一回換気量(V_T)	mL	400~500	6~8mL/kg
	換気回数(f)(SIMV回数)	回/分	12	12~15
	PS圧	cmH_2O	10	5~10
	PEEP	cmH_2O	5	3~5
PCVを使用した場合	換気モード		PCV	
	FiO_2(酸素濃度)	(%)	1.0(100)	
	PC圧	cmH_2O	15	
	換気回数(f)	回/分	15	
	吸気時間(T1)	秒	1~1.5	
	PEEP	cmH_2O	5	
VCVを使用した場合	換気モード		VCV	
	FiO_2(酸素濃度)	(%)	1.0(100)	
	一回換気量(V_T)	mL	500	
	換気回数(f)	回/分	15	
	PEEP	cmH_2O	5	

モードと強制換気様式

CMV	controlled mechanical ventilation	調節換気
A/C	assist/control ventilation	アシスト/コントロール換気
SIMV	synchronized intermittent mandatory ventilation	同期式間欠的強制換気
PSV	pressure support ventilation	プレッシャーサポート換気
CPAP	continuous positive airway pressure	持続的気道陽圧
VCV	volume control ventilation	従量式強制換気
PCV	pressure control ventilation	従圧式強制換気
DCV	dual control ventilation	二重制御(量+圧)式強制換気

ケア・処置 輸液療法
体液区分

体液区分

体液区分		体液量（%体重）		
		新生児	成人	高齢者
細胞内液（ICF）		40%	40%	27%
細胞外液（ECF）	組織間液（ISF）	40%	15%	18%
	血漿		5%	7%
全体液量		80%	60%	52%

体液の電解質組成

イオン	体液 電解質	細胞外液（mEq/L） 血漿（mEq/L）	組織間液（mEq/L）	細胞内液（mEq/L）
陽イオン	Na^+	142	144	10
	K^+	4	4.5	150
	Ca^{++}	5	2.5	0
	Mg^{++}	2	1	40
	計	153	152	200
陰イオン	Cl^-	104	113	0
	HCO_3^-	27	30	10
	SO_4^{--}	1	1	30
	HPO_4^{--}	2	2	120
	有機酸	6	5	0
	蛋白イオン	13	1	40
	計	153	152	200

体重による維持輸液量の算出

●4-2-1ルール（mL/時の計算）

体重	4-2-1ルール（mL/時の計算）
10kg以下	4mL/kg/時×体重（kg）
10～20kg	2mL/kg/時×（体重[kg]－10）＋40mL/時
20kg以上	1mL/kg/時×（体重[kg]－20）＋60mL/時

4-2-1ルールによる計算：体重15kgの場合；
　　　　　　　　　　2×5＋40＝10＋40＝50mL/時

●体重20kg以上の簡易式：体重（kg）＋40mL/時

●100-50-20ルール（mL/日の計算）

体重	100-50-20ルール（mL/日の計算）
10kg以下	100mL/日×体重（kg）
10～20kg	50mL/日×（体重[kg]－10）＋1000
20kg以上	20mL/日×（体重[kg]－20）＋1500

100-50-20ルールによる計算：体重15kgの場合；
　　　　　　　　　　　　50×5＋1000＝250＋1000＝1250mL/日

ケア処置 体液バランスと脱水

体液バランス　1日あたりの水分出納：50kg成人の場合

摂取量（mL/日）		水分排泄・喪失量（mL/日）	
飲水	1100	尿	1500
食物中の水分	1000	便	100
代謝水	300	不感蒸泄	
		・皮膚	500
		・肺	300
計	2400	計	2400

- 水分摂取量＝尿量＋不感蒸泄＋糞便中水分－代謝水
- 一般成人で発熱のない場合　必要水分量＝35（mL/kg）×現在の体重（kg）
- 体温が1℃上昇するごとに、150mLずつ加える

脱水の原因

種類	血清Na		原因
高張性脱水	>150mEq/dL	水分の欠乏	飲水不能状態、下痢、嘔吐、尿崩症、浸透圧利尿、急性腎不全利尿期、慢性腎不全、発熱・発汗など
低張性脱水	<130mEq/dL	ナトリウムの欠乏	イレウス、胸水、腹水、熱傷、膵炎、利尿薬過剰投与、アジソン病など

脱水の程度と症状

	高張性脱水（水欠乏性）	混合性脱水	低張性脱水（食塩欠乏性）
軽度	口渇 尿量減少	口渇 尿量減少 食欲不振	食欲不振 全身倦怠感
中等度	口渇（++） 尿量減少（++） 舌乾燥（+） 身体活動低下	口渇（+～++） 尿量減少（+～++） 舌乾燥（+） 脱力感 めまい	脱力感 めまい 血圧低下 悪心、嘔吐 皮膚ツルゴール低下
高度	口渇（+++） 尿量減少（+++） 舌乾燥（+++） 意識障害 身体活動低下著明	口渇（++） 尿量減少（++） 舌乾燥（++） 意識障害 血圧低下 皮膚ツルゴール低下 末梢循環不全	意識障害 血圧低下 皮膚ツルゴール低下 末梢循環不全

ケア・処置 輸液療法
滴下の管理

滴下数／薬量計算式

輸液セットの滴下数	成人用セット	20滴/mL
	小児用または定量精密輸液セット	60滴/mL
滴下数 (滴下数/分)	$\begin{pmatrix}輸液セットの1mL\\当たりの滴下数\end{pmatrix}$ ×指示輸液総量(mL)÷指示輸液時間(分)	
通常の輸液速度	60〜80滴/分	
1分間の滴下数	**20滴/mLの輸液セットの場合** 　指示輸液総量(mL)÷3÷指示輸液時間(時) **60滴/mLの輸液セットの場合** 　指示輸液総量(mL)÷指示輸液時間(時)	
点滴時間 (分)	$\begin{pmatrix}輸液セットの1mL\\当たりの滴下数\end{pmatrix}$ ×指示輸液総量(mL)÷指示滴下数(滴/分)	

滴下数の早見表

● 1分間の滴下数（1分あたり○滴）

輸液量	500mL		200mL	
時間 ＼ 輸液セット	20滴/mL	60滴/mL	20滴/mL	60滴/mL
30分	333.3	1000	133.3	400
1時間	166.6	500	66.7	200
2時間	83.3	250	33.3	100
3時間	55.6	166.7	22.2	66.7
4時間	41.7	125	16.7	50
5時間	33.3	100	13.3	40
6時間	27.8	83.3	11.1	33.3
7時間	23.8	71.4	9.5	28.6
8時間	20.8	62.5	8.3	25
9時間	18.5	55.6	7.4	22.2
10時間	16.7	50	6.7	20
12時間	13.9	41.7	5.6	16.7
24時間	6.9	20.8	2.8	8.3

＊小数点以下・下2ケタで四捨五入

ケア・処置 輸血療法

輸血製剤

●全血製剤

品名	貯法	有効期限	適応
WB-LR (人全血液-LR)	2～6℃	採血後 21日	交換輸血、大量輸血
Ir-WB-LR (照射人全血液-LR)*	2～6℃	採血後 21日	交換輸血、大量輸血

*照射装置がない場合、緊急で照射する時間がない場合に使用

●成分輸血製剤

品名	貯法	有効期限	適応
RCC-LR (赤血球濃厚液-LR)	2～6℃	採血後 21日	小児の貧血
Ir-RCC-LR (照射赤血球濃厚液-LR)*			成人の貧血、出血
WRC-LR (洗浄赤血球液-LR)	2～6℃	製造後 24時間	血漿成分にアレルギーがある場合
Ir-WRC-LR (照射洗浄赤血球液-LR)			
FTRC-LR (解凍赤血球液-LR)	2～6℃	解凍・製造後 12時間	まれな血液型
Ir-FTRC-LR (照射解凍赤血球液-LR)			
BET-LR (合成血液-LR)	2～6℃	製造後 24時間	交換輸血(新生児溶血性疾患)
Ir-BET-LR (照射合成血液-LR)			
FFP-LR (新鮮凍結血漿-LR)	－20℃	採血後 1年間	凝固障害、血漿交換
PC-LR (濃厚血小板-LR)	20～24℃ 要振盪	採血後 4日間	血小板減少症
Ir-PC-LR (照射濃厚血小板-LR)			
PC-HLA-LR (濃厚血小板HLA-LR)	20～24℃ 要振盪	採血後 4日間	血小板輸血無効状態
Ir-PC-HLA-LR (照射濃厚血小板HLA-LR)			

*赤血球濃厚液(RCC)は、MAPと呼ばれることもある

ケア・処置 輸血療法

輸血反応

	原因	症状	時期	対処法
即時型溶血性反応	ABO不適合	痛み(胸内苦悶、血管痛、腹痛)、顔面蒼白、嘔吐、痙攣、低血圧、褐色尿	開始後5〜15分	● 輸血の中止 ● 輸液ルートの確保 ● 乳酸リンゲルあるいは生理食塩液の点滴 ● 導尿と尿量測定 ● ショック対応の準備
遅発型溶血性反応	不規則抗体による溶血性貧血	ヘモグロビン減少、微熱	輸血後10〜14日	● 医師に報告 ● 輸血の中止
発熱性非溶血性反応	同種抗体産生	発熱、頭痛、咳、悪心・嘔吐	開始直後〜12時間以内	● クーリング ● 輸液ルートの確保 ● 医師に報告
アレルギー反応	抗HLA抗体、抗血小板抗体、抗血漿蛋白質抗体	発疹、蕁麻疹、悪寒、倦怠感	輸血中〜輸血後数時間後	● 輸血の中止 ● 医師に報告
輸血関連アナフィラキシー反応	輸血漿成分抗体、抗ペニシリン抗体、白血球除去フィルター、エチレンオキサイドガス	呼吸困難、全身紅潮、血管浮腫(顔面浮腫、喉頭浮腫等)、蕁麻疹、呼吸困難	直後	● 輸血の中止 ● 輸液ルートの確保 ● ショック治療 ● 心肺蘇生の準備 ● 医師に報告
輸血関連急性肺障害	抗白血球抗体、抗好中球抗体による免疫、脂質	寒気、発熱、呼吸困難、喀痰を伴わない咳、低血圧、低酸素血症	輸血後6時間	● 有効な治療法がない(一部ステロイド有効例あり)
移植片対宿主病	血液製剤中のリンパ球による免疫反応	発熱、皮膚炎(紅皮症)、下痢、下血、肝障害	輸血後1〜2時間後	● 無菌操作 ● 感染症に対する治療 ● 供血者リンパ球の排除

ケア・処置 注射・吸引

注射の種類と方法

	注射針の太さ	刺入角度	注射部位
皮内注射	26～27G	皮膚をすくうよう／表皮／真皮／皮下組織／筋層	前腕内側 上腕外側
皮下注射	22～25G	10～30度	三角筋部 上腕三頭筋の皮下
筋肉内注射	21～24G	45度または90度	上腕三角筋 大腿四頭筋外側広筋部 中殿筋
静脈・点滴注射	21～23G	15～20度／静脈	肘正中皮静脈 橈側前腕皮静脈 尺側前腕皮静脈

ゲージ(G)の数が大きいほど針管の外径が細い

一時吸引

	口・鼻腔	気管
カテーテルの太さ	ディスポーザブルカテーテル10～14Fr ネラトンカテーテル6～8号	気管チューブ径の1/2
吸引圧	200～400mmHg	80～120mmHg (10.7～15.9kPa)
一回の吸引時間	10～15秒以内(低酸素血症予防のため)	
カテーテル挿入の長さ	口腔内(門歯～咽頭):約13cm以内 鼻腔内:約10cm以内	気管切開:使用している気管カニューレの長さ(成人約10cm弱)以内 気管挿管:使用している気管挿管の管の長さ(成人約30cm前後)以内

ケア・処置 経管栄養
経管栄養法の種類

栄養法の選択と経腸栄養の投与経路

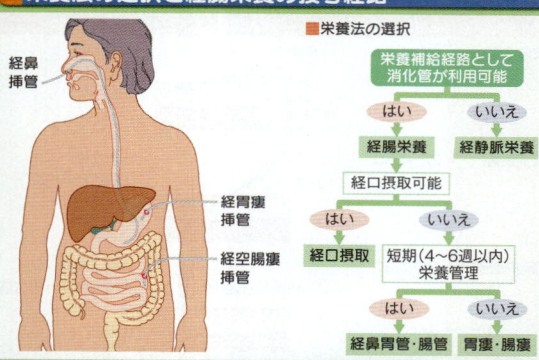

- 経鼻挿管
- 経胃瘻挿管
- 経空腸瘻挿管

■栄養法の選択

栄養補給経路として消化管が利用可能
- はい → 経腸栄養
- いいえ → 経静脈栄養

経腸栄養 → 経口摂取可能
- はい → 経口摂取
- いいえ → 短期（4〜6週以内）栄養管理
  - はい → 経鼻胃管・腸管
  - いいえ → 胃瘻・腸瘻

経鼻経管栄養法

胃チューブ	8〜10号、または12〜18Fr
挿入の長さ（経鼻）	45〜55cm ※鼻腔〜咽頭下端20cm、食道24〜25cm
挿入の確認	pH（胃液pH2〜3）をリトマス紙で測定し、確認あるいは、聴診器による気泡音の確認
経管栄養食の温度	38〜40℃（胃・十二指腸の温度と同程度） ※胃壁を刺激しないため
注入速度	一般流動食：40〜200mL/時 成分栄養食：75〜100mL/時（24時間持続注入）
注入量	200〜300mL/回
イリゲータの高さ	流動食の液面が患者の胃部から50cm以内
患者の体位	注入中：半座位から座位 注入後：上体を起こした体位を30〜60分保持
チューブ内に流す温湯量	約50mL　※流動食注入後、チューブに残った流動食の腐敗やチューブの閉塞を防ぐ
胃チューブ交換	1回/1〜2週間
口腔ケア	経口摂取がなくとも口腔ケアは実施する

ケア・処置 経管栄養の管理

経鼻経管栄養で起こりやすい問題

合併症	対処法
胃内容物逆流	●ただちに経管栄養を中止する ●胃内容物を気管吸引する ●医師に報告する ●合併症予防のため、経管栄養実施前にチューブの挿入位置を確認する
チューブ閉塞	●微温湯でチューブをフラッシュする。必要ならばチューブを交換する ●チューブ内の残留物を取り除くために、経管栄養実施の度に栄養剤注入後50mLの洗浄水でチューブをフラッシュする
口腔、鼻腔、咽頭刺激や壊死	●口腔ケアを実施する ●チューブの挿入位置を変える。必要ならばチューブを交換する
嘔吐、鼓腸、下痢、腹痛	●注入速度を遅くする ●胃腸運動を促進させるため、メトクロプラミドを投与する ●胃腸障害を予防するため、注入栄養剤を温める ●栄養剤注入後30分間、胃内容排出を促進させるため、頭部を挙上し、右側を向く体位をとる ●医師に報告する
便秘	●患者が可能ならば、水分を補給する ●膨張性下剤を投与する
電解質バランス異常	●血清電解質レベルをモニターする ●医師に報告する。医師は、電解質バランスを考慮した栄養剤に変更する
高血糖	●血糖値レベルをモニターし、医師に報告する ●指示があればインスリンを投与する ●医師は糖分バランスを考慮した栄養剤に変更する

PEGカテーテルの種類

ボタン型バルーン／ボタン型バンパー

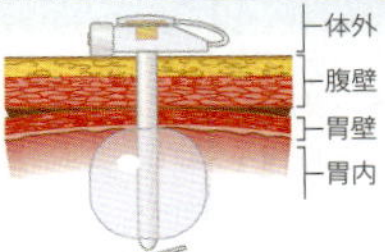

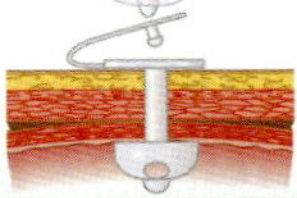

チューブ型バルーン／チューブ型バンパー

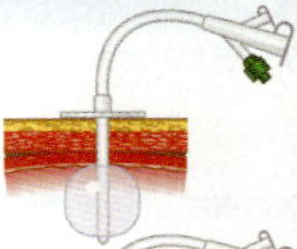

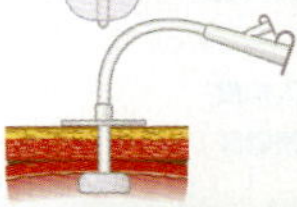

体外／腹壁／胃壁／胃内

ケア・処置 清潔・排泄ケア

清潔ケアの種類と湯の温度

	湯の温度
入浴	39～42℃
シャワー	39～42℃
清拭	50～55℃
洗髪	39～41℃

	湯の温度
手浴	39～40℃
足浴	39～40℃
陰部洗浄	38～40℃

ケア時の至適室温 24±2℃

浣腸

浣腸液の濃度	グリセリン	50%
	石けん液	1～2%
	食塩液	0.9%生理食塩液または1.0%
浣腸液の1回量	グリセリン	60～120mL
	石けん液	500～1000mL
	食塩液	100～500mL
	温水	500～1000mL
温度		40～41℃ ※直腸温37～38℃よりやや高め。43℃以上だと粘膜損傷の恐れあり
カテーテルの太さ		ネラトンカテーテル10～15号
挿入の長さ		6～10cm(10cm以内でも抵抗感があるときはそれ以上挿入しない) ※肛門管の長さ：3～5cm ※直腸の長さ：11～20cm
貯留時間		3～5分(抜管と同時にチリ紙で肛門を押さえ、排便をがまんさせる)
イリゲータの高さ		イリゲータの注入液面が患者の肛門から50cm上
注入速度		100mL/分

導尿

カテーテルの太さ	一時導尿	シリコンカテーテル12～15Fr ネラトンカテーテル6～8号
	持続導尿	バルンカテーテル14～22Fr
挿入の長さ	男性	約20cm(尿道：15～18cm)
	女性	4～6cm(尿道3～4cm)
挿入角度		男性の場合、陰茎を90度持ち上げる*
持続導尿		滅菌蒸留水注入量5～20mL ※製品により異なるため、表示を確認する

*尿道球部に達したら60度

ケア・処置 ドレーン管理
ドレーンの観察

ドレーン排液の色

血性 ／ 淡血性 ／ 漿液性

ドレーン排液の正常・異常

ドレーン	正常な排液の性状	異常な排液・性状（原因）
胸腔ドレーン	淡血性～漿液性	血性（出血）、混濁・浮遊物（感染）、気体（気胸）
心嚢ドレーン	血性～淡血性	血性（出血）、凝固塊（心タンポナーデ）
腹腔ドレーン	淡血性～漿液性	血性（出血）、混濁・浮遊物（感染）、濃緑色（縫合不全・胆汁漏れ）
胆管ドレーン	濃い黄金色	血性（出血）、緑色（感染胆汁）
膵管ドレーン	無色透明	血性（出血）、緑褐色（膵液漏れ）
脳室ドレーン	無色透明～淡黄色	血性（出血）、白濁・黄色（感染）

ドレーンで起こりやすい問題

起こりやすい事故	対策
ねじれ・屈曲・圧迫	● ドレーンの位置、排液状態、患者の動き：ガーゼ交換・更衣・排泄後に確認 ● 固定：吸引装置を使わない場合は排液方向を意識した固定になっているか、固定は適切か
接続外れ・抜去	● 医療側要因：処置・ケア・移動時に確認。接続部をテープなどでとめる ● 患者側要因：自己抜去防止のため患者・家族に説明。やむを得ない場合は同意書を得たうえで抑制
閉塞	● 定期的なミルキング：操作中のドレーン抜去に注意（ミルキング禁止の場合もあるので注意） ● クランプの開放忘れに注意
感染	● 定期的な刺入部の観察：発赤、腫脹、排液の異常、悪臭など ● 定期的な刺入部のケア：周囲の皮膚乾燥・清潔保持 ● 接触感染：処置前の手洗い・創部の消毒の不足、排液バッグ交換時の不潔操作がないように注意
疼痛	● 挿入部の観察。挿入部の除圧の工夫。鎮痛薬使用
合併症	● 挿入部の状態・ドレーンからの排液状態・性状の観察 ● バイタルサインの定期的観察

ケア・処置 ドレーン管理
各種ドレーンの管理

経皮経肝胆管ドレナージ

起こりやすい事故	対策
腹腔内出血、胆管炎、敗血症など	● 感染徴候(発熱、持続する腹膜刺激症状を伴う腹痛、放散痛、悪寒・戦慄、排液混濁など)に注意して観察 ● ドレーン挿入当日はバイタルサインの確認
腹腔内逸脱、胆汁漏出	● 異常のサイン(腹痛、肩の痛み、胆汁排液の急激な減少)に注意して観察 ● 固定の不備、肝・横隔膜の動き、呼吸、体位、ドレーン位置のズレ、長時間のクランプが原因で起こるため、注意する ● 胆汁が腹腔内に漏出すると、腹膜炎を併発する危険性が高い

胸腔ドレナージ

起こりやすい事故	対策
自己抜去による緊張性気胸	● 発見から処置までの時間が生命予後を左右するため、抜去部の空気漏れの有無、患者の呼吸状態、バイタルサインの変化に注意して医師に報告、再挿入の準備 ● すみやかにドレーンを挿入して脱気・排気する
急激な圧上昇・排液量減少	● 常に陰圧をかけるため、急激な圧上昇・排液量減少があったら点検。通常、吸引圧は−10〜−20cmH$_2$O ● 水封部の呼吸性移動の有無を確認 ● エアリーク:胸腔内の気胸残量が多いと出現。定期的に水封部の水を確認

脳室ドレナージ

起こりやすい事故	対策
出血・液漏れ・接続外れ	● 閉鎖回路式ドレナージシステム使用時:挿入部からの出血・液漏れ・接続外れがあった場合は医師に報告し清潔操作で対応
頭蓋内圧管理	● 正しい設定圧:スケール(目盛り)をドレーン指示棒に貼り、外耳孔を水準棒で水平に合わせたところをゼロ点(圧基準)とし、指示の高さにドレーンの滴下口を合わせる。ドレーンの高さ設定は、医師の指示どおりに厳重に管理する ● あらゆる処置の後に、必ずゼロ点を修正
拍動の異常	● 患者の心拍に伴ってドレーン内の髄液面が拍動しているかを確認 ● 拍動が弱まっているときはドレーンの閉塞・屈曲・抜去の可能性がある
オーバードレナージ、逆流	● 基本的に、移動・体位変換時にはドレーンをクランプ。クランプ操作時の閉鎖・開放忘れに注意 ● エアフィルターが濡れていないかを確認

ケア・処置 感染対策
感染防御用具・消毒薬

感染防御用具と適用

用具	適用
手袋	● 採血、注射 ● おむつ交換を含む排泄ケア ● 失禁している人の清拭 ● 口腔ケア ● 口鼻からの吸引 ● 創傷処置 ● 尿や便、吐物、血液で汚染されたものの取り扱い ● 自分の手に傷がある時
マスク、ゴーグル	● 血液、体液、分泌物、排泄物が顔にかかると予測される時 ● 咳がひどく、痰が飛び散る時など
エプロン、ガウン	● 血液、体液、分泌物、排泄物が体にかかると予測される時

消毒薬の抗微生物スペクトルと適用対象

消毒薬	商品名(例)	細菌	結核菌	芽胞	真菌	ウイルス	手指	環境
消毒用エタノール	消毒用エタノール	◎	◎	×	◎	◎*	◎	○
ポビドンヨード	イソジン	◎	○	○	◎	◎	◎	×
クロルヘキシジングルコン酸塩	ヒビテン	◎	×	×	○	×	◎	○
ベンゼトニウム塩化物	ハイアミン	◎	×	×	○	×	◎	○
ベンザルコニウム塩化物	オスバン	◎	×	×	○	×	◎	○
アルキルジアミノエチルグリシン塩酸塩	テゴー51	◎	○	×	○	×	◎	○
次亜塩素酸ナトリウム	ヤクラックス	◎	○	○	○	◎	×	○
グルタラール	ステリハイド	◎	◎	◎	◎	◎	×	×
フタラール	ディスオーパ	◎	◎	◎	◎	◎	×	×
過酢酸	アセサイド	◎	◎	◎	◎	◎	×	×

◎：有効(使用可)　○：効果弱い　×：無効(使用不可)
注※ノロウイルスなどについては、あまり効果がない

ケア・処置 感染対策
感染経路別対策

感染経路別感染予防対策

感染経路	媒介物	予防対策(標準予防策に加えて)
空気感染	5μm以下の飛沫核に乗って空気中を長時間浮遊し伝播する微生物	● 陰圧の個室など空調管理 ● 濾過マスク(N95マスク)の使用
飛沫感染	5μm以上の飛沫に乗って伝播する微生物 飛沫は約1m以内に落下	● 患者との距離を置いたベッド配置:個室配置、多数室の場合パーテションで仕切るか、ベッド間隔を2m以上離す ● サージカルマスク(外科用マスク)の使用
接触感染	患者との直接接触や周辺の物品・環境表面を経由した間接接触により伝播する微生物	● 個室隔離　● 手指衛生 ● 手袋の使用　● ガウンの着用 ● 消毒薬による手指消毒 ● 聴診器などノンクリティカルな器具の共用禁止や消毒

感染経路別代表的感染症

空気感染	麻疹、水痘(播種性帯状疱疹を含む)、結核	
飛沫感染	重症細菌性感染症	インフルエンザ桿菌感染症、侵襲性多剤耐性肺炎球菌疾患
	重症細菌性呼吸器感染症	ジフテリア(喉頭)、マイコプラズマ肺炎、百日咳、肺ペスト、溶連菌性咽頭炎、肺炎、猩紅熱(乳幼児における)
	重症ウイルス感染症	アデノウイルス、インフルエンザ、ムンプス(流行性耳下腺炎)、パルボウイルスB19、風疹
接触感染	多剤耐性菌による感染症あるいは定着状態	メチシリン耐性黄色ブドウ球菌(MRSA)、多剤耐性緑膿菌(MDRP)、バンコマイシン耐性腸球菌(VRE)、ペニシリン耐性肺炎球菌(PRSP)
	環境で長期生存する腸管感染症	クロストリジウム・ディフィシル 腸管出血性大腸菌O157:H7、赤痢、A型肝炎、ロタウイルス
	乳幼児のウイルス感染症	RSウイルス、パラインフルエンザウイルス、腸管ウイルス感染症
	接触感染性の強い、あるいは乾燥皮膚に起こりうる皮膚感染症	ジフテリア(皮膚)、単純ヘルペスウイルス、しらみ寄生症、ノルウェー疥癬、乳幼児におけるブドウ球菌フルンケル、ブドウ球菌性熱傷皮膚症候群、帯状疱疹

精神心理

精神状態テスト
認知症のスクリーニング

簡易精神状態検査(MMSE)

		質問内容	得点
1	(5点)	今年は何年ですか?(1点) 今の季節は何ですか?(1点) 今日は何曜日ですか?(1点) 今日は何月(1点)何日(1点)ですか?	
2	(5点)	ここは何県ですか?(1点) ここは何市ですか?(1点) ここは何病院ですか?(1点) ここは何階ですか?(1点) ここは何地方ですか?[例 関東地方](1点)	
3	(3点) 正答1個につき1点	相互に無関係な物品3個の名前を、検者が一秒間に一個ずつ言い、その後、患者さんに繰り返してもらう 3例すべて言うまで繰り返してもらう(6回まで)	
4	(5点) 正答1個につき1点	100から順に7を引き、答えさせる(5回まで) あるいは「フジノヤマ」を逆唱してもらう	
5	(3点) 正答1個につき1点	3で示した物品名を再度復唱してもらう	
6	(2点)	(時計を見せながら)これは何ですか? (鉛筆を見せながら)これは何ですか?	
7	(1点)	次の文章を繰り返し言ってもらう 「みんなで力をあわせて綱を引きます」	
8	(3点)	(3段階の指示を患者さんにする) 「右手にこの紙を持ってください」(1点) 「それを半分に折りたたんでください」(1点) 「机の上に置いてください」(1点)	
9	(1点)	(次の文章を読んでその指示に従ってもらう) 「目を閉じてください」	
10	(1点)	(口頭で指示してください) 「何か文章を書いてください」	
11	(1点)	「下の図形と同じものを書いてください」	

合計得点 /30 カット・オフ・ポイントは23/24点とされている

精神・心理 精神状態テスト
認知症のスクリーニング

改訂長谷川式簡易知能評価スケール（HDS-R）*

問	問題（採点基準）	得点
1	お歳はいくつですか？（2年までの誤差は正解）	0 1
2	今日は何年の何月何日ですか？ 年 何曜日ですか？ 月 （年月日、曜日それぞれ1点） 日 曜日	0 1 0 1 0 1 0 1
3	私たちが今いるところはどこですか？ （自発的回答は2点。5秒おいて、家ですか？ 病院ですか？ 施設ですか？ の中から正解の場合は1点）	0 1 2
4	これから言う3つの言葉を言ってみてください。あとでまた聞きますのでよく覚えておいてください （以下の系列のいずれか1つ） 1：a) 桜　b) 猫　c) 電車 2：a) 梅　b) 犬　c) 自動車	0 1 0 1 0 1
5	100−7は？ それからまた7を引くと？　93 （100から7を順番に引いていく。最初の答えが不正　86 解であればそこで打ち切る）	0 1 0 1
6	私がこれから言う数字を逆から言ってください　2-8-6 （6-8-2、3-5-2-9を言ってもらう。三桁に失敗したら　9-2-5-3 打ち切る）	0 1 0 1
7	先ほど覚えてもらった言葉をもう一度言ってみてください （自発的回答があれば各2点。回答がない場合、以下のヒントを与えて正解であれば各1点） a) 植物　b) 動物　c) 乗り物	a: 0 1 2 b: 0 1 2 c: 0 1 2
8	これから5つの品物を見せます。それを隠しますので何があったか言ってください （時計、鍵、ペン、たばこ、硬貨など相互に無関係なもの）	0 1 2 3 4 5
9	知っている野菜の名前をできるだけ多く言ってください （答えた野菜の名前を右欄に記入。途中で詰まり、約10秒待っても出ない場合はそこで打ち切る） 0〜5=0点、6=1点、7=2点、 8=3点、9=4点、10=5点	0 1 2 3 4 5

※最高得点：30点、
20点以下：認知症
21点以上：非認知症

合計得点

*改訂長谷川式簡易知能評価スケール（HDS-R: Revised Hasegawa dementia scale）

精神・心理 不安・抑うつの検査

不安・抑うつ測定尺度（HADS）

不安	①私は緊張したり、どうにかなりそうに感じたりする ②何かひどいことが起こると恐ろしく感じる ③心に心配事がある ④安らかに座ることができて、リラックスしていると感じる ⑤体の中に何かとんでもないものがいると恐ろしく感じる ⑥活動しなければならないとき、落ち着きがないと感じる ⑦急にパニックを感じたりする
抑うつ	①以前と同様に楽しめる ②笑ったり、物事の明るい面をとらえることができる ③楽しく感じる ④やる気が起きないように感じる ⑤私は自分の見栄えに興味がなくなった ⑥物事を楽しむことが待ち遠しい ⑦いい本やラジオ、テレビを楽しむことができる
評価法	まったく良好：0点 きわめて悪い：3点 その中間：1または2点　●不安・抑うつ各項目の点数を合計し、①正常：0〜7点、②軽症：8〜10点、③中等症：11〜14点、④重症：15〜21点と重症度を判定する

Zigmond AS, Snaith RP, 北村俊則訳．Hospital anxiety and depression scale（HADR度）．精神科診断学 1993：4：371-372

ペプローによる不安のレベル

レベル	状態像
軽度	日々の生活の緊張と関係がある。用心深くなり、知覚領域では見ること・聞くこと・理解することが以前よりも鋭くなる。この種の不安は学習の動機を与え、個人の成長と創造力を生み出す
中等度	当面の心配に焦点を合わせ、他のことに無関心になる。知覚領域では見ること・聞くこと・理解することが低下する。あえて不注意になるが、しようと思えばもっと注意することができる
強度	知覚領域は非常に低下している。特別に細部に集中しがちで、他のことは何も考えられない。すべての行動は安心を得ようとしてなされる。他の領域に目を向けるためには強い指示が必要となる
パニック	畏怖・心配・恐怖を伴って連想される。このとき細部は均衡を破られ、抑制力をなくし、命令されても行動することができない。筋肉運動は高まり、知覚は歪められ、効果的に機能できなくなる

青木典子：不安．野嶋佐由美，南裕子監：ナースによる心のケアハンドブック．照林社：2000：22より引用

精神・心理 鎮静・せん妄
鎮静レベルのアセスメント

ラムゼイスコア

スコア	鎮静状態
1	不安そう いらいらしている 落ち着かない
2	協力的　静穏　見当識がある
3	言葉による指示のみに反応
4	傾眠 眉間への軽い叩打にすぐ反応
5	傾眠 眉間への軽い叩打に緩慢に反応
6	反応せず

＊多くの場合2～5が鎮静の目標となる
(Ramsay MAE. et al. Br Med J22：656,1974より引用)

SAS(鎮静興奮評価スケール)

興奮状態評価

7	緊急状態	●自己抜管しようとする ●ベッド枠によじ登る ●医師や看護師を叩く
6	高度興奮状態	●身体を押さえなければならない ●何度も口頭で注意しなければならない ●気管チューブを噛む ●ベッドの中を動き回る
5	興奮状態	●身体的に興奮状態である ●起きあがろうとする ●注意すれば静かになる
4	静穏、協力的	●静穏 ●覚醒できる ●命令に従える
3	過剰鎮静	●覚醒が困難 ●会話ができない ●命令に従えない
2	高度の過剰鎮静	●強い刺激だけに覚醒
1	覚醒不能	●どんな刺激でも覚醒しない

鎮静状態評価

＊4が鎮静の目標となる
(Riker R.et al. Crit Care Med 27：1325,1999より引用)

精神心理

RASS（鎮静・興奮評価スケール）

スコア	状態	症状	
+4	闘争的	明らかに闘争的、暴力的、医療スタッフに対して直接的に危険な状態	
+3	過度の不穏状態	チューブまたはカテーテルを引く、もしくは引き抜く。攻撃性あり	
+2	不穏状態	頻繁に意図しない体動があり、人工呼吸器に抵抗性あり	
+1	不安状態	不安はあるが、積極的または激しい体動はない	
0	覚醒と平静（平穏）状態		
-1	傾眠状態	完全には覚醒していないが、呼びかけにより覚醒（開眼／視線を合わせる）する（10秒以上）	言葉刺激
-2	浅い鎮静状態	呼びかけにより開眼し、短時間覚醒する（10秒未満）	
-3	中等度の鎮静状態	呼びかけにより動作反応または開眼（ただし視線を合わせることはできない）	
-4	深い鎮静状態	呼びかけには反応しないが、身体刺激により動作反応または開眼する	身体刺激
-5	非覚醒状態	呼びかけまたは身体刺激による反応なし	

ステップ1	30秒間、患者を観察する。これ（視診のみ）によりスコア0～+4を判定する
ステップ2	1）大声で名前を呼ぶか、開眼するように言う 2）10秒以上アイ・コンタクトができなければ繰り返す。以上2項目（呼びかけ刺激）によりスコア－1～－3を判定する 3）動きが見られなければ、肩を揺するか、胸骨を摩擦する。これ（身体刺激）によりスコア4、スコア－5を判定する

＊多くの場合0～－3が鎮静の目標になる
(Ely, E.W. JAMA 289(22)：2983-2991, 2003より引用)

精神・心理 鎮静・せん妄

せん妄

せん妄の診断基準(DSM-5；2013)

A. 注意の障害(集中し、維持し、他に転じる能力の低下)と認識の障害(環境を認識する能力の低下)
B. 障害は短時間のうちに出現し(たいてい数時間から数日)、注意や認識の重症度は1日のうちで変動することがある
C. 認知機能の障害が加わる(記憶欠損、失見当識、言語や視覚認知、理解力の低下)
D. 診断基準のAとCの障害は、すでに先行し、確定され、または進行中の神経認知障害ではうまく説明できず、昏睡状態のような重度の覚醒レベルの低下は起きない
E. 病歴、身体診察、臨床検査所見からその障害が一般身体疾患の直接的な生理学的結果、中毒、離脱、毒物にさらされた状態、複数の病因により引き起こされたという証拠がある

サブタイプ	
急性	数時間から数日続くもの
遷延性	週または月単位で続くもの

サブタイプ	
過活動型	精神運動レベルが活発で気分不安定、興奮、または/もしくは、医療ケアに非協力的
低活動型	精神運動レベルは低活動で、介入に対して無気力でのろい
混合型	精神運動レベルは通常だが注意や認識の障害がある、また活動レベルは急速に変動する

高橋由佳、天野直二．新しい診断基準"DSM-5"の特徴とせん妄患者ケアのポイント．エキスパートナース．2014；30：13-18より引用．原文American Psychiatric Association. Diagnostic and Statistical Manual of Mental Disorders, Fifth Edition. 2013．翻訳は著者による

せん妄の原因

直接因子	限局性または広汎性の脳疾患：脳血管障害・脳腫瘍・脳圧亢進・脳炎・髄膜炎・てんかん重積状態・てんかん発作後の意識障害
	二次的に脳に影響を及ぼす脳以外の身体疾患：尿毒症・肝不全・呼吸不全・心不全・低血糖・肺炎・敗血症など
	依存性薬物からの離脱：アルコール・抗不安薬など
	中枢神経系に作用する薬物の使用：抗コリン薬・抗てんかん薬など
準備因子	高齢、脳血管障害、認知症、薬物中毒、脱水など
誘発因子	入院による環境の変化、ICU・SCUなどにおける過剰刺激、治療に伴う行動制限・術後のラインにつがれている状態、疼痛、睡眠妨害要因、心理的ストレス、感覚遮断、拘禁状況、せん妄を起こしやすい薬剤の使用など

せん妄を発症する可能性が高い患者の条件

①認知症がある
②ライン類が挿入されている
③睡眠障害がある
④緊急入院である
⑤治療のため安静を強いられている

精神・心理

せん妄・うつ病・認知症の比較

	せん妄	うつ病	認知症
定義	●意識混濁、注意集中困難、思考の混乱および/または意識レベルの低下を特徴とする医学的な緊急状態	●一連のうつ症状がほとんどの日々、ほとんどの時間、少なくとも2週間にわたって見られ、症状がその個人らしくないほど激しい状態	短期記憶、意思の疎通、言語、判断力、推理力、抽象的思考に影響するような認知処理能力の漸進的かつ連続的低下
発症	●注意集中困難や意識障害が突然発症(数時間から数日)	●最近の説明のつかない気分の変化。少なくとも2週間続く	●記憶障害(近時記憶障害)から初発し、段階的(数か月から数年)
経過	●短期(数日から数週間続く)、症状は日周的変動、夜間や暗いとき、覚醒時に悪化、治療による回復が可能	●通常は治療による回復が可能。しばしば朝に悪化	●慢性進行性(年単位)、回復不能
思考力・精神症状	●注意集中力、認識力、理解力、思考力の変動 ●誤解・錯覚	●記憶力、集中力、思考力の減退、自尊感情の低下 ●貧困妄想、罪業妄想、身体化障害	●記憶力プラス以下の1つあるいはそれ以上の症状を伴う認知能力の低下：失語、失行、失認および/または実行機能 ●物盗られ妄想、被害妄想、幻覚
睡眠	●妨げられるが決まったパターンはない。その日によって異なる	●妨げられる ●早朝に目覚める、または過剰睡眠	●個人に特有のパターンで妨げられることがある
気分	●感情の変動――激しい表出、怒り、泣く、恐れる	●気分の落ち込み ●興味または楽しみの低下 ●食欲の変化(過食または食欲不振) ●自殺念慮/企図がありうる	●認知症初期に気分の落ち込み ●うつ病の有病率が高まることがあるが、無気力がより一般的な症状であり、うつ病と混同されることがある

103

検査・薬剤 検査基準値

尿検査

尿蛋白	●定性：陰性（-） ●定量：20～120mg/日（ピロガロールレッド・MO発色法）
尿潜血反応	●陰性（-）
尿比重・尿浸透圧	●尿比重：1.002～1.030 ●尿浸透圧：50～1300mOsm/L
尿沈渣	●赤血球：1個/4～7視野以下 ●白血球：1～2個/4～7視野以下 ●上皮細胞：1個/10視野以下 ●円柱：1個/20視野以下
尿中ケトン（アセトン）体	●陰性（-）
尿胆汁色素（ビリルビン、ウロビリノゲン）	●ビリルビン：陰性（-） ●ウロビリノゲン：弱陽性（±）
尿糖	●定性：陰性（-）

血球数算定

赤血球数（RBC）	●男性：$440 \times 10^4 \sim 580 \times 10^4/\mu L$ ●女性：$380 \times 10^4 \sim 520 \times 10^4/\mu L$
ヘマトクリット（Ht）	●男性：40～52% ●女性：34～45%
血色素量 （ヘモグロビン量、Hb）	●男性：14～18g/dL ●女性：12～16g/dL
血小板数（Plt）	●$14 \times 10^4 \sim 38 \times 10^4/\mu L$
白血球数（WBC）	●成人：$3700 \sim 9400/\mu L$ ●新生児：$8000 \sim 38000/\mu L$ ●幼児：$5000 \sim 15000/\mu L$

電解質・金属

血清ナトリウム（Na）	●135～147mEq/L
血清カリウム（K）	●3.6～5.0mEq/L
血清カルシウム（Ca）	●8.5～10.0mg/dL
血清鉄（Fe）	①血清鉄：$50 \sim 160 \mu g/dL$ ②総鉄結合能：$250 \sim 400 \mu g/dL$
血清クロール（Cl）	●98～108mEq/L
血清マグネシウム（Mg）	●1.8～2.4mg/dL

検査・薬剤

蛋白・窒素成分・胆汁色素

総蛋白(TP)	● 6.5～8.0g/dL
アルブミン(Alb)	● 3.9～5.1g/dL
血清蛋白分画	● アルブミン：60～71% ● α_1グロブリン：2～3% ● α_2グロブリン：6～10% ● βグロブリン：6～11% ● γグロブリン：11～21%
尿素窒素(BUN/UN)	● 8～20mg/dL
血清尿酸(UA)	● 男性：3.5～7.0mg/dL ● 女性：2.5～6.0mg/dL
血清クレアチニン(Cr/SCr)	● 男性：0.6～1.1mg/dL ● 女性：0.4～0.8mg/dL
血清ビリルビン(胆汁色素)	● 総ビリルビン：0.2～1.0mg/dL ● 直接ビリルビン：0.1～0.3mg/dL ● 間接ビリルビン：0.1～0.8mg/dL

糖代謝

血糖(グルコース、BS)	● 65～109mg/dL(早朝空腹時血漿血糖)
糖負荷試験(GTT)	● 140mg/dL未満(75gOGTT)
ヘモグロビンA1c(HbA1c)	● 4.3～5.8%
インスリン(IRI)	● 5～11μU/mL

免疫・炎症

C反応性蛋白(CRP)	● 0.2mg/dL未満
免疫グロブリン(Ig)	● IgG：870～1700mg/dL ● IgA：110～410mg/dL ● IgM：40～260mg/dL ● IgD：2～12mg/dL以下 ● IgE：300 IU/mL以下

脂質

総コレステロール値(T-chol)	● 130～219mg/dL
HDLコレステロール(HDL-C)	● 40～80mg/dL
コレステロール分画*	● HDL：36.8～94.3mg/dL ● LDL：65.6～154.9mg/dL ● VLDL：2.6～24.6mg/dL
中性脂肪(トリグリセリド、TG)	● 50～149mg/dL

*TC123～230mg/dLの場合

検査基準値

酵素・ビタミン

トランスアミナーゼ (AST・ALT)	●AST：7〜38 IU/L ●ALT：4〜44 IU/L（JSCC標準化対応法）
コリンエステラーゼ(ChE)	●168〜470 IU/L（JSCC標準化対応法）
乳酸脱水素酵素(LDH)	●200〜400 IU/L
アルカリホスファターゼ(ALP)	●100〜300 IU/L
クレアチンキナーゼ(CK)	●60〜250 IU/L
アミラーゼ(Amy)	●50〜160 IU/L
γグルタミルトランスペプチダーゼ(γ-GTP)	●50 IU/L未満
ビタミン	●ビタミンA(VA)：97〜316 IU/dL ●ビタミンB_1(VB_1)：28〜56ng/mL ●ビタミンB_2(VB_2)：65〜138ng/mL ●ビタミンB_6(VB_6)：55〜110pmol/mL ●ビタミンB_{12}(VB_{12})：250〜940pg/mL ●葉酸：2.5〜10ng/mL

凝固・線溶系

プロトロンビン時間(PT)	●12〜14秒 ●活性：70〜100% ●PT-INR：1±0.15
フィブリノゲン(Fbg)	●150〜400mg/dL
フィブリン/フィブリノゲン分解産物(FDP)	●FDP：10μg/mL ●Dダイマー：1μg/mL未満
プラスミノゲン(PLG)	●75〜120%
活性化部分トロンボプラスチン時間(APTT)	●30〜45秒
赤血球沈降速度(ESR)	●男性：1〜10mm/時 ●女性：3〜15mm/時

血液ガス分析

pH	●7.35〜7.45
$PaCO_2$	●38〜46Torr
PaO_2	●80〜100Torr
SaO_2	●94〜99%
HCO_3^-	●22〜26mEq/L
BE	●−2.2〜+2.2mEq/L

検査薬剤 注意が必要な薬剤

溶解・希釈・混注に注意したい主な薬剤

商品名(一般名)	薬効	対応
注射用エリスロシン (エリスロマイシンラクトビオン酸塩)	抗生物質	初めに注射用水10mLで溶解。次にブドウ糖液、生理食塩水などで希釈(この時注射用水は用いない)
ダントリウム静注用 (ダントロレンナトリウム水和物)	悪性症候群治療薬	注射用水のみで溶解
ハンプ注射用 (カルペリチド)	急性心不全治療薬	初めに10mLの注射用水で溶解し、次にブドウ糖液、生理食塩水などで希釈
ロイナーゼ注用 (アスパラギナーゼ)	抗悪性腫瘍薬	初めに2~5mLの注射用水で溶解し、次に補液で希釈
タキソテール注 (ドセタキセル水和物)	抗悪性腫瘍薬	専用溶解液(95%エタノール)で溶解した後、生理食塩水か5%ブドウ糖液に混和*。投与時は非塩化ビニル製の輸液セット使用
タキソール注射液 (パクリタキセル)	抗悪性腫瘍薬	非塩化ビニル製の輸液セット、0.22μmのインラインフィルターを使用
ファンギゾン (アムホテリシンB)	抗真菌薬	注射用水または5%ブドウ糖液で溶解
静注用フローラン (エポプロステノールナトリウム)	プロスタグランジンI_2製剤	専用溶解液のみを使用。他の薬剤と混合しない
ホリゾン注射液、セルシン注射液 (ジアゼパム)	抗不安薬	有機溶媒基剤であるため他の薬剤と混合しない
アレビアチン注 (フェニトインナトリウム)	抗痙攣薬	強アルカリ製剤であるため他の薬剤と混合しない
献血アルブミネート静注液	アルブミン製剤	粘稠性が高く輸液フィルターが目詰まりする恐れがある。中性に近い輸液、補液以外の他剤との混注を避ける
βラクタム系抗菌薬、アミノグリコシド系抗菌薬		混合により白濁や活性低下の恐れがある。ラインを変えるか、順番を変えてフラッシュ後に投与

*アルコール過敏症では専用溶解液を使用しない。不溶物ができないように生理食塩水か5%ブドウ糖液で希釈

検査薬剤 注意が必要な薬剤

副作用に注意が必要な薬剤

系統	薬物(一般名)	商品名	理由、主な副作用
降圧薬	メチルドパ	アルドメット	徐脈、うつ
	クロニジン	カタプレス	起立性低血圧、鎮静、めまい
	レセルピン	アポプロン	うつ、インポテンツ、鎮静、起立性低血圧
	ニフェジピン徐放剤	アダラート、セパミット、ヘルラートなど	過降圧、長期予後悪化
強心配糖体	ジゴキシン($\geq$0.15mg/日)[1]	ジゴキシン、ジゴシン	ジギタリス中毒のリスク増大
抗不整脈薬	ジソピラミド	リスモダン、ノルペース	陰性変力作用による心不全、抗コリン作用[2]
	アミオダロン	アンカロン	致死的不整脈の誘発
抗血小板薬	チクロピジン	パナルジンなど	顆粒球減少、血小板減少、出血傾向、下痢、皮疹、無顆粒球症
睡眠薬	バルビツー系	ラボナ、イソミタール、バルビタール	中枢性副作用、依存性
	ベンゾジアゼピン系	ダルメート、ベノジール、ソメリン	過鎮静、転倒、抗コリン作用[2]、筋弛緩作用、長時間作用
抗不安薬	ベンゾジアゼピン系	コントール、バランス、セルシン、セレナミン、ホリゾンなど	過鎮静、転倒、抗コリン作用[2]、筋弛緩作用、長時間作用
抗うつ薬	三環系	トリプタノール、トフラニール、アナフラニールなど	抗コリン作用[2]、起立性低血圧、QT延長
抗精神病薬	フェノチアジン系	ヒルナミン、レボトミン、コントミンなど	錐体外路症状[3]、抗コリン作用[2]、起立性低血圧、過鎮静。チオリダジンはさらに併用禁忌多剤

検査・薬剤

副作用に注意が必要な薬剤（続き）

系統	薬物（一般名）	商品名	理由、主な副作用
抗精神病薬	ブチロフェノン系	セレネース、リントン、トロペロン、インプロメンなど	錐体外路症状[*3]
	ベンザミド系	ドグマチール、アビリット、ミラドール、バルネチールなど	
抗パーキンソン薬	トリヘキシフェニジル	アーテン、トレミン、セドリーナ、ピラミスチンなど	抗コリン作用[*2]
非ステロイド性消炎鎮痛薬（NSAIDs）	インドメタシン	インダシン、インテバン	中枢性神経症状、消化性潰瘍、腎障害
	長時間作用型NSAID（常用量）	ボルタレン、ナイキサン、フェルデンなど	消化性潰瘍、腎障害
小腸刺激性下剤	ヒマシ油	ヒマシ油	嘔吐、腹痛
筋弛緩薬	メトカルバモール	ロバキシン	抗コリン作用[*2]、鎮静、虚弱
	オキシブチニン	ポラキス	
腸管鎮痙薬	ブチルスコポラミン	ブスコパン	抗コリン作用[*2]、眼圧上昇、頻脈
	プロパンテリン	プロ・バンサイン	
制吐薬	メトクロピラミド	プリンペラン、テルペランなど	錐体外路症状[*3]、ドンペリドンはさらに高プロラクチン血症
	ドンペリドン	ナウゼリンなど	

高齢者に対して特に慎重な投与を要する薬物のリスト（日本老年医学会、2005）より引用・改変

[*1] ジゴキシン、鉄剤、ビタミンDは括弧内の用量の場合
[*2] 抗コリン作用による口渇、便秘、排尿困難
[*3] ドパミン受容体遮断作用による錐体外路障害：パーキンソニズム（パーキンソン病のような姿勢・歩行・表情・ふるえ）、遅発性ジスキネジア（舌や口をもぐもぐ、くちゃくちゃさせる状態）、アカシジア（正座不能。そわそわする、落ち着かない状態）、ジストニア（筋肉が不随意に収縮、首がねじれたような姿勢）

検査・薬剤 抗癌薬

抗癌薬の曝露予防

皮膚経路（抗癌薬に直接触れる、注射針の誤刺）、口腔経路（抗癌薬に汚染された手で食べ物を食べる）、気道経路（抗癌薬のエアロゾルを吸う）で抗癌薬に触れることを曝露という。抗癌薬には、細胞毒性（変異原性、発癌性、催奇形性）がある

曝露しやすい要因	予防：防護用具の使用	
抗癌薬調整* アンプルカット プライミング シリンジのエア抜き 注射針の取り外し バイアル内陽圧 抗がん剤ボトル廃棄 患者の排泄物処理	キャップ	頭髪が完全に覆えるもの
	マスク	ディスポーザブルのフィルターマスク
	ゴーグル	シールド付きマスクでも可。眼鏡での代用可
	ガウン	不織布素材、背開き、長袖、ディスポーザブル
	手袋	ラテックス素材、調整やスピル（こぼれ）の処理時は2重重ねガウンの袖口の上まで覆う
	ビニール袋	防水性のもの
	防水シーツ	表面は吸水性で裏面は薬液を透過させないプラスチックフィルム素材

＊抗がん剤の調整は、クラスⅡ以上の安全キャビネット内で行うことが推奨されている

輸液器材の選択

抗癌薬と医療器具との相互作用で、吸着、収着、溶出が起こるため、適切な輸液器材、ルートを選択する

ポリ塩化ビニール(PVC)製輸液バッグ、輸液ルート	使用不可	パクリタキセル(タキソール)、ドセタキセル(タキソテール)、エトポシド(ペプシド、ラステット)、エノシタピン(サンラビン) 理由：PVC製品では、可塑剤のDEHP(フタル酸ジ-2-エチルヘキシル)が溶出する危険性があるので、非PVC製輸液セットを使用する
インラインフィルター	使用	パクリタキセル(タキソール)：0.22μmのインラインフィルター 理由：希釈すると結晶が析出する危険性がある
	使用不可	シクロホスファミド(エンドキサン)、ドキソルビシン(アドリアシン) 理由：フィルターに吸着する
	使用不可	エトポシド(ペプシド、ラステット) 理由：高濃度ではフィルターそのものを溶出してしまう可能性がある
ポリカーボネート製三方活栓	使用不可	エトポシド(ペプシド、ラステット) 理由：高濃度ではポリカーボネート製三方括栓は破損する場合がある。ポリプロピレンなど非ポリカーボネート製を用いる

検査・薬剤

血管外漏出

血管注入中の薬液が血管外(皮下組織)に漏出することを血管外漏出という。血管外漏出により組織侵襲が起こる

組織侵襲の種類	組織侵襲を起こしやすい薬剤
起壊死性抗癌薬 =ビシカント薬 周囲組織に壊死・潰瘍を起こす	抗生物質:ドキソルビシン(アドリアシン、ドキシル)、エピルビシン(ファルモルビシン)、ダウノルビシン(ダウノマイシン)、イダルビシン(イダマイシン)、ミトキサントロン(ノバントロン)、マイトマイシンC(マイトマイシン)、アクチノマイシンD(コスメゲンなど)
	微小管阻害薬:ビンクリスチン(オンコビン)、ビンブラスチン(エクザール)、ビンデシン(フィルデシン)、ビノレルビン(ナベルビン)、パクリタキセル(タキソール)、ドセタキセル(タキソテール)
炎症性抗癌薬 =イリタント薬 組織侵襲は、局所の炎症にとどまる	アルキル化薬:シクロホスファミド(エンドキサン)、イホスファミド(イホマイド)、チオテパ(テスパミン)、ダカルバジン(ダカルバジン)
	白金製剤:シスプラチン(ランダ、ブリプラチンなど)、カルボプラチン(パラプラチンなど)、ネダプラチン(アクプラ)
	トポイソメラーゼ阻害薬:エトポシド(ラステット、ペプシド)

過敏症/アナフィラキシーに注意する抗癌薬

分類	薬剤名	リスクファクター
植物アルカロイド	パクリタキセル(タキソール)*	初回投与・急速静注・高用量
	ドセタキセル(タキソテール)	初回投与・急速静注・高用量
	エトポシド(ペプシド、ラステット)	高用量
抗生物質	ブレオマイシン(ブレオ)*	悪性リンパ腫
代謝拮抗薬	メトトレキサート(メソトレキセート)	高用量
	シタラビン(キロサイド)	長期使用
白金製剤	シスプラチン(ランダ、ブリプラチンなど)	複数回投与・膀胱内注入・白金化合物過敏反応の既往
	カルボプラチン(パラプラチンなど)	複数回投与・白金化合物過敏反応の既往
その他	L-アスパラギナーゼ(ロイナーゼ)	静注・複数回投与・高用量・単剤投与

*過敏症と発熱などに対する前投与が必要な薬剤

付録 臨床でよく使われる略語

A

Ab	antibody 抗体
ABB	acid base balance 酸塩基平衡
ABG	arterial blood gas 動脈血ガス
ABO	ABO blood group system ABO式血液型
ABR	auditory brainstem response 聴性脳幹反応
A/C	assist/control ventilation アシスト／コントロール換気
ACEI	angiotensin converting enzyme inhibitor アンジオテンシン変換酵素阻害薬
ACH	adrenal cortical hormone 副腎皮質ホルモン
ACh	acetylcholine アセチルコリン
ACLS	advanced cardiac life support 2次心臓救命処置
ACS	acute coronary syndrome 急性冠症候群
ACT	activated coagulation time 活性化凝固時間
ACTH	adrenocorticotropic hormone 副腎皮質刺激ホルモン
AD	Alzheimer's disease アルツハイマー病
ADH	antidiuretic hormone 抗利尿ホルモン
ADL	activities of daily living 日常生活動作
ADR	adverse drug reaction 薬物有害反応
AED	automated external defibrillator 自動体外式除細動器
AF	atrial fibrillation 心房細動
AFL	atrial flutter 心房粗動
AFP	α-fetoprotein α-フェトプロテイン、α-胎児蛋白
A/G	albumin-globulin ratio アルブミン・グロブリン比
Ag	antigen 抗原
AGML	acute gastric mucosal lesion 急性胃粘膜病変
AGN	acute glomerulonephritis 急性糸球体腎炎
AID	autoimmune disease 自己免疫疾患
AIDS	acquired immunodeficiency syndrome 後天性免疫不全症候群
Alb	albumin アルブミン
ALI	acute lung injury 急性肺損傷
ALL	acute lymphatic leukemia 急性リンパ性白血病
ALP	alkaline phosphatase アルカリホスファターゼ
ALS	amyotrophic lateral sclerosis 筋萎縮性側索硬化症
ALT	alanine aminotransferase アラニンアミノトランスフェラーゼ
AMC	arm muscle circumference 上腕筋周囲長
AMI	acute myocardial infarction 急性心筋梗塞
AML	acute myeloblastic leukemia 急性骨髄性白血病
Amy	amylase アミラーゼ
ANA	antinuclear antibody 抗核抗体
ANP	atrial natriuretic peptide 心房性ナトリウム利尿ペプチド
APH	anterior pituitary hormone 下垂体前葉ホルモン

APTT	activated partial thromboplastin time 活性化部分トロンボプラスチン時間
ARB	angiotensin II receptor blocker アンジオテンシンII受容体拮抗薬
ARDS	acute respiratory distress syndrome 急性呼吸窮迫症候群
ARF	acute renal failure 急性腎不全
ASD	atrial septal defect 心房中隔欠損
ASLO	antistreptolysin O 抗ストレプトリジンO
ASO	arteriosclerosis obliterans 閉塞性動脈硬化症
AST	aspartate aminotransferase アスパラギン酸アミノトランスフェラーゼ
AT III	antithrombin III アンチトロンビンIII
ATL	adult T-cell leukemia 成人T細胞白血病
ATLL	adult T-cell leukemia/lymphoma 成人T細胞白血病・リンパ腫
ATP	adenosine triphosphate アデノシン三リン酸
AVA	aortic valve area 大動脈弁領域
AVB	atrioventricular block 房室ブロック
a-vDO$_2$	arteriovenous oxygen difference 動静脈血酸素較差
AVR	aortic valve replacement 大動脈弁置換術
B	
BB	buffer base 緩衝塩基
BBB	blood brain barrier 血液脳関門
BBB	bundle branch block 脚ブロック
BD	brain death 脳死
BE	base excess 過剰塩基
BEE	basal energy expenditure 基礎エネルギー消費量
Bil	bilirubin ビリルビン
BiPAP	bi-levels positive airway pressure 二相性陽圧呼吸
BLS	basic life support 1次救命処置
BMI	body mass index 体格指数
BMR	basal metabolic rate 基礎代謝率
BMT	bone marrow transplantation 骨髄移植
BNP	brain natriuretic peptide 脳性ナトリウム利尿ペプチド
BP	blood pressure 血圧
BPH	benign prostatic hyperplasia 良性前立腺肥大症
BPSD	behavioral and psychological symptoms of dementia 行動心理症状
BS	blood sugar measurement 血糖測定
BSI	blood stream infection 血流感染
BSI	body substance isolation 生体物質隔離
BT	body temperature 体温
BUN	blood urea nitrogen 血液尿素窒素
BVM	bag valve mask バッグバルブマスク
C	
CABG	coronary artery bypass graft 冠動脈大動脈バイパス移植術
CAD	coronary artery disease 冠動脈疾患

113

CAPD	continuous ambulatory peritoneal dialysis	持続携行式腹膜透析
CBC	complete blood count	全血球算定
CBD	common bile duct	総胆管
CBSCT	cord blood stem cell transplantation	臍帯血幹細胞移植
CC	chief complaint	主訴
Ccr	creatinine clearance	クレアチニンクリアランス
CCU	coronary care unit	冠疾患集中治療室
CD	Crohn disease	クローン病
CEA	carcinoembryonic antigen	癌胎児性抗原
CFS	chronic fatigue syndrome	慢性疲労症候群
CHB	complete heart block	完全心ブロック
CHD	congenital heart disease	先天性心疾患
ChE	cholinesterase	コリンエステラーゼ
CHF	congestive heart failure	うっ血性心不全
CI	cardiac index	心係数
CKD	chronic kidney disease	慢性腎臓病
CLL	chronic lymphocytic leukemia	慢性リンパ性白血病
CML	chronic myeloid leukemia	慢性骨髄性白血病
CMV	continuous mandatory ventilation	持続強制換気
CNS	central nervous system	中枢神経系
CO	cardiac output	心拍出量
CoA	coenzyme A	補酵素A
COPD	chronic obstructive pulmonary disease	慢性閉塞性肺疾患
COX	cyclooxygenase	シクロオキシゲナーゼ
CP	cor pulmonale	肺性心
CPA	cardiopulmonary arrest	心肺停止
CPAP	continuous positive airway pressure	持続気道内陽圧呼吸
CPCR	cardiopulmonary cerebral resuscitation	心肺脳蘇生
CPK	creatine phosphokinase	クレアチンホスホキナーゼ
CPM	continuous passive motion apparatus	持続的他動運動装置
CPR	cardiopulmonary resuscitation	心肺蘇生
CR	complete response	完全奏効
Cr	creatinine	クレアチニン
CR-BSI	catheter-related blood stream infection	カテーテル関連血流感染
CRC	concentrated red cells	濃厚赤血球
CRH	corticotropin-releasing hormone	副腎皮質刺激ホルモン放出ホルモン
CRP	C-reactive protein	C反応性蛋白
CRPS	complex regional pain syndrome	複合性局所疼痛症候群
CRS	catheter related sepsis	カテーテル敗血症
CRT	capillary refilling time	毛細血管再充満時間
CRT	cardiac resynchronization therapy	心臓再同期療法
CSF	cerebrospinal fluid	脳脊髄液

CSII	continuous subcutaneous insulin infusion 持続皮下インスリン注入療法	
CT	computed tomography コンピュータ断層撮影	
CTR	cardiothoracic ratio 心胸郭比	
CTZ	chemoreceptive emetic trigger zone 化学受容性嘔吐引き金帯	
CVA	cerebrovascular accident 脳血管障害	
CVA	costovertebral angle 肋骨脊柱角	
CVC	central venous catheter 中心静脈カテーテル	
CVH	central venous hyperalimentation 中心静脈栄養法	
CVP	central venous pressure 中心静脈圧	
D		
DA	dopamine ドパミン	
D-Bil	direct bilirubin 直接ビリルビン	
DBP	diastolic blood pressure 拡張期血圧	
DC	dressing change 包帯交換	
DCM	dilated cardiomyopathy 拡張型心筋症	
DHTR	delayed hemolytic transfusion reaction 遅発型溶血性輸血反応	
DI	diabetes insipidus 尿崩症	
DIC	disseminated intravascular coagulation 播種性血管内凝固症候群	
DIV	drip infusion of vein 点滴静脈注射	
DKA	diabetic ketoacidosis 糖尿病性ケトアシドーシス	
DM	dermatomyositis 皮膚筋炎	
DM	diabetes mellitus 糖尿病	
DMARDs	disease modifying anti-rheumatic drug 疾患修飾性抗リウマチ薬	
DNA	deoxyribonucleic acid デオキシリボ核酸	
DNR	do not resuscitate 蘇生適応除外	
DRE	digital rectal examination 直腸指診	
DS	dead space 死腔	
DSA	digital subtraction angiography デジタルサブトラクション血管造影	
DTI	deep tissue injury 深部組織損傷	
DTR	deep tendon reflex 深部腱反射	
DU	duodenal ulcer 十二指腸潰瘍	
DVT	deep vein thrombosis 深部静脈血栓症	
DWI	diffusion-weighted image 拡散強調画像	
Dx	diagnosis 診断	
E		
EAA	essential amino acid 必須アミノ酸	
ECF	extracellular fluid 細胞外液	
ECG	electrocardiogram 心電図	
Echo	echography 超音波診断	
ECMO	extracorporeal membrane oxygenation 膜型人工肺	
E. coli	Escherichia coli 大腸菌	
ECUM	extracorporeal ultrafiltration method 体外式限外濾過法	

ED	elemental diet 成分栄養
EEG	electroencephalogram 脳波検査
EGD	esophagogastroduodenoscopy 上部消化管内視鏡検査
EHEC	enterohemorrhagic Escherichia coli 腸管出血性大腸菌
EIA	enzyme immunoassay 酵素免疫抗体法
ELISA	enzyme-linked immunosorbent assay 酵素免疫吸着測定法
EMG	electromyography 筋電図
EMR	endoscopic mucosal resection 内視鏡的粘膜切除術
EN	enteral nutrition 経腸栄養
ENBD	endoscopic naso-biliary drainage 内視鏡的経鼻胆道ドレナージ
EOG	ethylene oxide gas エチレンオキサイドガス
EOM	external ocular movement 外眼筋運動
Epo	erythropoietin エリスロポエチン
EPS	electrophysiologic study 心臓電気生理検査
ERCP	endoscopic retrograde cholangio pancreatography 内視鏡的逆行性膵胆管造影
ERV	expiratory reserve volume 予備呼気量
ES	elastic stocking 弾性ストッキング
ESR	erythrocyte sedimentation rate 赤血球沈降速度
ESRD	end-stage renal disease 末期腎臓病
ESWL	extracorporeal shock wave lithotripsy 体外衝撃波結石破砕療法
EUS	endoscopic ultrasonography 超音波内視鏡検査
F	
FaO_2	fraction of alveolar oxygen concentration 肺胞気酸素濃度
FAST	focused assessment with sonographic for trauma 緊急超音波検査
Fb	fibrin フィブリン
FBS	fasting blood sugar 空腹時血糖
FDP	fibrin and fibrinogen degradation product フィブリン・フィブリノゲン分解物
FENa	fractional excretion rate of Na ナトリウム部分排泄率
FEV_1	forced expiratory volume in one second 1秒量
FEV_1/FVC	forced expiratory volume in one second/forced vital capacity 1秒率
FFP	fresh frozen plasma 新鮮凍結血漿
FHB	fetal heart beat 胎児心拍
FIM	functional independence measure 機能的自立度評価法
FiO_2	fraction of inspired oxygen concentration 吸入気酸素濃度
f-MRI	functional magnetic resonance imaging 機能的磁気共鳴撮影
FNS	femoral nerve stretching test 大腿神経伸展テスト
Fr	French フレンチ
FRC	functional residual capacity 機能的残気量
FRH	follicle stimulating hormone-releasing hormone 卵胞刺激ホルモン放出ホルモン
FSH	follicle stimulating hormone 卵胞刺激ホルモン
FTRC	frozen thawed red cells 解凍赤血球濃厚液

FUO	fever of unknown origin 不明熱
FVC	forced vital capacity 努力肺活量
G	
GABA	gamma-aminobutyric acid γ-アミノ酪酸
GBS	Guillain-Barre syndrome ギラン-バレー症候群
GCS	Glasgow coma scale グラスゴーコーマスケール
G-CSF	granulocyte colony-stimulating factor 顆粒球コロニー刺激因子
GE	glycerin enema グリセリン浣腸
GERD	gastroesophageal reflux disease 胃食道逆流症
GFR	glomerular filtration rate 糸球体濾過率
γ-GTP	gamma-glutamyl transpeptidase γ-グルタミル・トランスペプチダーゼ
GH	growth hormone 成長ホルモン
GIST	gastrointestinal stromal tumor 消化管間質腫瘍
GN	glomerulonephritis 糸球体腎炎
GnRH	gonadotropin-releasing hormone ゴナドトロピン放出ホルモン
GU	gastric ulcer 胃潰瘍
GVHD	graft-versus-host disease 移植片対宿主病
H	
HADS	hospital anxiety and depression scale 不安・抑うつ測定尺度
HAP	hospital-acquired pneumonia 院内肺炎
HAV	hepatitis A virus A型肝炎ウイルス
Hb	hemoglobin 血色素、ヘモグロビン
HbA1c	hemoglobin A1c ヘモグロビンエーワンシー
HBV	hepatitis B virus B型肝炎ウイルス
HCAP	healthcare-associated pneumonia 医療ケア関連肺炎
HCC	hepatocellular carcinoma 肝細胞癌
HCG	human chorionic gonadotropin ヒト絨毛性ゴナドトロピン
HCV	hepatitis C virus C型肝炎ウイルス
HD	hemodialysis 血液透析
HD	Hodgkin's disease ホジキン病
HDL	high density lipoprotein 高密度リポ蛋白
HER2	human epidermal growth factor receptor type 2 ヒト上皮細胞成長因子受容体2型
HF	hemofiltration 血液濾過
HHS	hyperosmolar hyperglycemic syndrome 高浸透圧高血糖症候群
HIV	human immunodeficiency virus ヒト免疫不全ウイルス
HL	Hodgkin's lymphoma ホジキンリンパ腫
HLA	human leukocyte antigen ヒト白血球抗原
HM	heart murmur 心雑音
HP	Helicobacter pylori ヘリコバクターピロリ
HR	heart rate 心拍数
HRT	hormone replacement therapy ホルモン補充療法
HSCT	hematopoietic stem cell transplantation 造血幹細胞移植

HSV	herpes simplex virus 単純ヘルペスウイルス
HT	hypertension; high blood pressure 高血圧
Ht	hematocrit ヘマトクリット
HTLV-1	human adult T cell leukemia virus-I 成人T細胞白血病ウイルス
HUS	hemolytic uremic syndrome 溶血性尿毒症症候群
HZV	herpes zoster virus 帯状疱疹ウイルス

I

IABP	intraaortic balloon pumping 大動脈内バルーンパンピング法
IADL	instrumental activities of daily living 手段的日常生活動作
IBD	inflammatory bowel disease 炎症性腸疾患
I-Bil	indirect bilirubin 間接ビリルビン
IBS	irritable bowel syndrome 過敏性腸症候群
IBW	ideal body weight 標準体重
IC	informed consent インフォームドコンセント
ICD	implantable cardiac defibrillator 植込み型除細動器
ICF	intracellular fluid 細胞内液
ICH	intracranial hematoma 頭蓋内出血
ICP	intracranial pressure 頭蓋内圧
ICU	intensive care unit 集中治療部
ID	intradermal injection 皮内注射
IDDM	insulin dependent diabetes mellitus インスリン依存性糖尿病
IFN	interferon インターフェロン
Ig	immunoglobulin 免疫グロブリン
IICP	increased intracranial pressure 頭蓋内圧亢進
IIP	idiopathic interstitial pneumonia 特発性間質性肺炎
IL	interleukin インターロイキン
IM	intramuscular injection 筋肉注射
IMV	intermittent mandatory ventilation 間欠的強制換気
IN.OUT	intake and output 水分出納
INR	international normalized ratio 国際標準化比
IO	intraosseous access 骨髄内輸液
IOL	intraocular lens 眼内レンズ
IPC	intermittent pneumatic compression 間欠的空気圧迫法
IPF	idiopathic pulmonary fibrosis 特発性肺線維症
IPH	idiopathic portal hypertension 特発性門脈圧亢進症
IPPV	intermittent positive pressure ventilation 間欠的陽圧換気
ISF	interstitial fluid 間質液
ITP	idiopathic thrombocytopenic purpura 特発性血小板減少性紫斑病
IV	intravenous injection 静脈注射
IVH	intravenous hyperalimentation 経中心静脈高カロリー輸液
IVR	interventional radiology 侵襲的放射線療法
IVUS	intravascular ultrasonography 血管内超音波法

J

JCS	Japan Coma Scale ジャパンコーマスケール

JOD	juvenile onset diabetes mellitus 若年型糖尿病
L	
LA	left atrium 左心房
LBBB	left bundle branch block 左脚ブロック
LDH	lactic acid dehydrogenase 乳酸脱水素酵素
LDL	low density lipoprotein 低密度リポ蛋白
LHRH	luteinizing hormone-releasing hormone 黄体形成ホルモン放出ホルモン
LN	lymph node リンパ節
LOC	loss of consciousness 意識消失
LOS	low output syndrome 低心拍出量症候群
LSH	lutein-stimulating hormone 黄体刺激ホルモン
LTH	lactogenic hormone 乳汁分泌ホルモン
LV	left ventricle 左心室
LVAD	left ventricular assist system 左心補助人工心臓
LVH	left ventricular hypertrophy 左室肥大
LVRS	lung volume reduction surgery 肺容量減少手術
M	
MAAS	massive amnion aspiration syndrome 羊水過度吸引症候群
MAO	monoamine oxidase モノアミン酸化酵素
MAP	mean arterial pressure 平均動脈圧
MCD	minimal change disease 微小変化群
MCLS	mucocutaneous lymph node syndrome 急性熱性皮膚粘膜リンパ節症候群
MCTD	mixed connective tissue disease 混合性結合組織病
MCV	mean corpuscular volume 平均赤血球容積
MDI	metered dose inhaler 定量噴霧吸入器
MDRP	multidrug-resistant Pseudomonas aeruginosa 多剤耐性緑膿菌
MDS	myelodysplastic syndrome 骨髄異形成症候群
MEN	multiple endocrine neoplasia 多発性内分泌腺腫症
MG	myasthenia gravis 重症筋無力症
MI	myocardial infarction 心筋梗塞
MMT	manual muscle test 徒手筋力テスト
MMV	mandatory minute volume ventilation 強制分時換気
MOF	multiple organ failure 多臓器不全
MRA	magnetic resonance angiography 磁気共鳴血管造影
MRI	magnetic resonance imaging 磁気共鳴撮影
MRS	magnetic resonance spectroscopy 磁気共鳴スペクトロスコピー
MRSA	methicillin resistant Staphylococcus aureus メチシリン耐性黄色ブドウ球菌
MSW	medical social worker 医療ソーシャルワーカー
MVR	mitral valve replacement 僧帽弁置換術
N	
N & V [N/V]	nausea and vomiting 悪心・嘔吐

NA	noradrenaline	ノルアドレナリン
NEC	necrotizing enterocolitis	壊死性腸炎
NEFA	non esterified fatty acid	非エステル型脂肪酸
NGT	nasogastric tube	経鼻胃チューブ
NHCAP	nursing and healthcare associated pneumonia	医療・介護関連肺炎
NHL	non-Hodgkin's lymphoma	非ホジキンリンパ腫
NIDDM	non-insulin-dependent diabetes mellitus インスリン非依存性糖尿病	
NPH	normal pressure hydrocephalus	正常圧水頭症
NPO	Non Per Os; nothing per os	絶飲食
NPPV	non-invasive positive pressure ventilation	非侵襲的陽圧換気
NRS	numeric rating scale	数字評定尺度
NSAIDs	non-steroidal anti-inflammatory drugs	非ステロイド性抗炎症薬
NST	non-stress test	ノンストレステスト
NST	nutritional support team	栄養サポートチーム
NTG	nitroglycerin	ニトログリセリン
NYHA	New York Heart Association Classification of Cardiac Patients ニューヨーク心臓協会心疾患機能分類	
O		
OA	osteoarthritis	変形性関節症
OAB	overactive bladder	過活動膀胱
ODT	occlusive dressing technique	閉鎖密封療法
OGTT	oral glucose tolerance test	経口ブドウ糖負荷試験
OP	operation	手術
OPCAB	off pump coronary artery bypass	心拍動下冠動脈バイパス術
OR	operating room	手術室
OS	opening snap	僧帽弁開放音
OTC	over-the-counter drugs	一般用医薬品
P		
P	pulse	脈拍
PAC	premature atrial contraction	心房期外収縮
PaCO$_2$	partial pressure of arterial carbon dioxide	動脈血二酸化炭素分圧
PaO$_2$	partial pressure of arterial oxygen	動脈血酸素分圧
PAP	prostatic acid phosphatase	前立腺酸ホスファターゼ
PAT	paroxysmal atrial tachycardia	発作性心房頻拍
PAWP	pulmonary arterial wedge pressure	肺動脈楔入圧
PCA	patient control analgesia	患者制御鎮痛法
PCI	percutaneous coronary intervention 経皮的冠動脈インターベンション	
PCPS	percutaneous cardiopulmonary support	経皮的心肺補助装置
PCR	polymerase chain reaction	ポリメラーゼ連鎖反応
PCU	palliative care unit	緩和ケア病棟
PCV	pressure control ventilation	圧調節換気
PCWP	pulmonary capillary wedge pressure	肺毛細血管楔入圧

PD	peritoneal dialysis	腹膜透析
PDA	patent ductus arteriosus	動脈管開存症
PE	pulmonary embolism	肺塞栓症
PEA	pulseless electrical activity	脈なし電気活性
PEEP	positive end expiratory pressure ventilation	呼気終末陽圧換気
PEFR	peak expiratory flow rate	最大呼気速度
PEG	percutaneous endoscopic gastrostomy	経皮内視鏡的胃瘻造設術
PEM	protein energy malnutrition	蛋白質エネルギー栄養障害
PET	positron emission tomography	ポジトロンエミッション断層撮影
PG	prostaglandin	プロスタグランジン
PICC	peripherally inserted central catheter	末梢挿入中心静脈カテーテル
PID	pelvic inflammatory disease	骨盤内炎症性疾患
PIH	pregnancy-induced hypertension	妊娠高血圧
PIP	peak inspiratory pressure	最大吸気圧
PIP	proximal interphalangeal joint	近位指節間関節
PLT	platelet	血小板
PM	polymyositis	多発性筋炎
PN	parenteral nutrition	静脈栄養
PNI	prognostic nutritional index	予後栄養指数
PP	pulse pressure	脈圧
PPE	personal protective equipment	個人防護具
PPH	primary pulmonary hypertension	原発性肺高血圧症
PPI	proton pump inhibitor	プロトンポンプ阻害薬
PPN	peripheral parenteral nutrition	末梢静脈栄養
PPT	plasma prothrombin time	血漿プロトロンビン時間
PR	pulse rate	脈拍数
PRA	plasma renin activity	血漿レニン活性
PRC	packed red cells	濃縮赤血球
PRL	prolactin	プロラクチン
PRSP	penicillin resistant Streptococcus pneumoniae	ペニシリン耐性肺炎球菌
PSA	prostatic specific antigen	前立腺特異抗原
PSP	phenolsulfonphthalein test	フェノールスルホンフタレイン排泄試験
PSV	pressure support ventilation	圧支持換気
PSVT	paroxysmal supraventricular tachycardia	発作性上室頻拍
PSW	psychiatric social worker	精神医学ソーシャルワーカー
PT	physical therapy	理学療法
PT	prothrombin time	プロトロンビン時間
Pt	patient	患者
PTA	percutaneous transluminal angioplasty	経皮の経管血管形成術
PTCA	percutaneous transluminal coronary angioplasty	経皮的経管冠動脈形成術

PTCD	percutaneous transhepatic cholangio drainage 経皮的経肝胆道ドレナージ
PTH	parathyroid hormone 上皮小体ホルモン
PTSD	post traumatic stress disorder 心的外傷後ストレス障害
PTT	partial thromboplastin time 部分トロンボプラスチン時間
PVC	polyvinyl chloride ポリ塩化ビニル
Q・R	
QOL	quality of life 生活の質、生命の質
R	respiration 呼吸
RA	refractory anemia 不応性貧血
RA	rheumatoid arthritis 関節リウマチ
RA	right atrium 右心房
RAD	right axis deviation 右軸偏位
RBBB	right bundle branch block 右脚ブロック
RBC	red blood cell count 赤血球算定
RBF	renal blood flow 腎血流量
RCA	right coronary artery 右冠動脈
RCC	red cell concentrate 赤血球濃厚液
RCT	randomized clinical trial ランダム化臨床試験
REM	rapid eye movement sleep レム睡眠
RF	rheumatoid factor リウマトイド因子
RI	radioisotope 放射性同位元素
RNA	ribonucleic acid リボ核酸
R/O	rule out 除外診断
ROM	range of motion 関節可動域
RR	recovery room 回復室
RR	respiratory rate 呼吸数
RT	radiation therapy 放射線治療
RTI	respiratory tract infection 呼吸器感染
RV	right ventricle 右心室
RVAD	right ventricular assist system 右心補助人工心臓
RVH	right ventricular hypertrophy 右室肥大
S	
SAH	subarachnoid hemorrhage クモ膜下出血
SaO$_2$	arterial oxygen saturation 動脈血酸素飽和度
SAS	sleep apnea syndrome 睡眠時無呼吸症候群
SBP	systolic blood pressure 収縮期血圧
SC	subcutaneous injection 皮下注射
SCD	spino-cerebellar degeneration 脊髄小脳変性症
SCID	severe combined immunodeficiency disease 重症複合免疫不全
SCLC	small cell lung carcinoma 肺小細胞癌
SCr	serum creatinine 血清クレアチニン
SDA	serotonin/dopamine antagonist セロトニン・ドパミン拮抗薬

SIADH	syndrome of inappropriate secretion of ADH 抗利尿ホルモン不適合分泌症候群
SIMV	synchronized intermittent mandatory ventilation 同期的間欠強制換気
SIRS	systemic inflammatory response syndrome 全身性炎症反応症候群
SLE	systemic lupus erythematosus 全身性エリテマトーデス
SLR	straight leg raising test 下肢伸展挙上テスト
SM	systolic murmur 収縮期雑音
SMBG	self-monitoring of blood glucose 血糖自己測定
SNRI	serotonin-noradrenaline reuptake inhibitor セロトニン・ノルアドレナリン再取り込み阻害薬
SPECT	single-photon emission computed tomography 単光子放射型コンピュータ断層撮影
SpO$_2$	saturation of percutaneous oxygen 経皮的酸素飽和度
SSF	subscapular skinfold thickness 肩甲骨下部皮下脂肪厚
SSI	surgical site infection 手術部位感染
SSRI	serotonin selective reuptake inhibitor 選択的セロトニン再取り込み阻害薬
SSS	sick sinus syndrome 洞不全症候群
ST	ST-segment ST部分
STD	sexually transmitted disease 性行為感染症
SV	stroke volume 1回心拍出量
SVC	superior vena cava 上大静脈
SVPC	supraventricular premature contraction 上室期外収縮
SVR	systemic vascular resistance 全身血管抵抗
SVT	supraventricular tachycardia 上室頻拍
T	
TAA	thoracic aortic aneurysm 胸部大動脈瘤
TAE	transcatheter arterial embolization 経カテーテル肝動脈塞栓術
TAO	thromboangitis obliterans 閉塞性血栓性血管炎
TB	Tuberkulose（独）結核
T-Bil	total bilirubin 総ビリルビン
TC	total cholesterol 総コレステロール
TDM	therapeutic drug monitoring 治療薬物濃度モニタリング
TEE	transesophageal echocardiography 経食道心エコー法
TG	triglyceride トリグリセリド
TGA	transposition of great arteries 完全大血管転位症
THR	total hip replacement 人工股関節全置換術
TIA	transient ischemic attack 一過性脳虚血発作
TIBC	total iron binding capacity 総鉄結合能
TKR	total knee replacement 人工膝関節全置換術
TOS	thoracic outlet syndrome 胸郭出口症候群
TP	total protein 総蛋白
t-PA	tissue plasminogen activator 組織プラスミノーゲンアクチベータ
TPN	total parenteral nutrition 完全静脈栄養

TPP	thrombocytopenic purpura	血小板減少性紫斑病
TPR	temperature, pulse, respiration	体温, 脈拍, 呼吸
TRALI	transfusion related acute lung injury	輸血関連急性肺障害
TRH	thyrotropin-releasing hormone	甲状腺刺激ホルモン放出ホルモン
TSH	thyroid stimulating hormone	甲状腺刺激ホルモン
TTE	transthoracic echocardiography	経胸壁心エコー法
TTP	thrombotic thrombocytopenic purpura	血栓性血小板減少性紫斑病
TTT	thymol turbidity test	チモール混濁試験
U		
UA	uric acid	尿酸
UC	ulcerative colitis	潰瘍性大腸炎
UCG	ultrasonic cardiography	超音波心臓検査
UCG	urethrocystography	尿道膀胱撮影
UDS	urodynamic study	尿流動態検査
UIBC	unsaturated iron binding capacity	不飽和鉄結合能
UN	urea nitrogen	尿素窒素
U/O	urinary output	尿量
URI	upper respiratory infection	上気道感染
US	ultrasonography	超音波検査
USN	ultrasonic nebulizer	超音波ネブライザー
UTI	urinary tract infection	尿路感染
V・W		
VAD	ventricular assist device	心室補助人工心臓
VAP	ventilator-associated pneumonia	人工呼吸器関連肺炎
VAS	visual analog scale	視覚アナログ尺度
VAT	ventricular activation time	心室興奮伝達時間
VC	vital capacity	肺活量
VCV	volume control ventilation	量調節換気
VE	videoendoscopic evaluation of swallowing	嚥下内視鏡検査
VF	ventricular fibrillation	心室細動
VF	videofluoroscopic examination of swallowing	嚥下造影検査
VILI	ventilator induced lung injury	人工呼吸器誘発肺損傷
VLDL	very low density lipoprotein	超低密度リポ蛋白
VRE	vancomycin-resistant Enterococcus faecium	バンコマイシン耐性腸球菌
VRS	volume reduction surgery	容量減少手術
VS	vital sign	生命徴候
VSD	ventricular septal defect	心室中隔欠損
V_T	tidal volume	1回換気量
VT	ventricular tachycardia	心室頻拍
VVR	vasovagal reaction	血管迷走神経反応
VZV	varicella-zoster virus	水痘・帯状疱疹ウイルス
WBC	white blood cell count; leukocyte count	白血球数

索引

欧文

AC	39
A/C	83
ADL区分	60
ADL評価	58
AF	24
Af	24
AIUEO TIPS	33
ALSアルゴリズム	73
AMC	39
Barthelインデックス	58
BE	18
BMI	39
BPS	68
CMV	83
CO_2ナルコーシス	83
CPAP	83
CTAS	71
DCV	83
DESIGN-R	66,67
ECF	84
FIM	59
GCS	32
HADS	99
HDS-R	98
ICF	84
ISF	84
JCS	32
JTAS	71
MMSE	52
MMT	39
MRC息切れスケール	19
NPUAP分類	66
NRS	68
PCV	83
PEGカテーテル	91
PSV	83
PSVT	24
P波	22,24
PQ時間	22
QRS波	22,24
QT間隔	22
RASS	101
ROM	51,52
R on T型心室性期外収縮	24
RR間隔	22
RSST	43
SAS	100
SIMV	83
ST部分	22
TSF	39
VAS	68
VCV	83
VE	43
VF	43,74
Vf	24
VT	24

あ

あえぎ呼吸	15
アカシジア	110
アシドーシス	18,74
アダムス・ストークス発作	24
アテローム血栓性梗塞	29
アナフィラキシーショック	77
アヒル歩行	54
アルカリ尿	44
アルカローシス	18
アルツハイマー型認知症	102

い

意識障害	31,32
意識障害の原因	33
異常呼吸音	14
異常歩行	54
痛み	68
痛みの表現語	69
Ⅰ音	20
1型糖尿病	38
一時吸引	89
一時尿閉	90
胃チューブ	90
溢流性尿失禁	47
陰部洗浄	92
イリゲータ	90,92
インラインフィルター	111

う

ウェンケバッハ型ブロック	24
うつ病	103
運動麻痺	28

え

栄養	39,40
壊死組織	67
嚥下後誤嚥	42
嚥下前誤嚥	42
嚥下造影検査	43
嚥下中誤嚥	42
嚥下内視鏡検査	43
嚥下のスクリーニングテスト	43
嚥下の精査検査	43
炎症	67

か

外旋	49
改訂長谷川式簡易知能評価スケール	98
改訂水飲みテスト	43
外転	49
外転神経	25
外反	49,
潰瘍	63
ガウン	95
下顎呼吸	15
過呼吸	15
下垂手	55
加速歩行	54
片足立ち	54
肩呼吸	15
片麻痺	28
滑車神経	25
痂皮	63
簡易精神状態検査	97
簡易表現スケール	68
鼾音	14
換気モード	83
間欠熱	35
乾性ラ音	14
関節可動域	51,52
関節の動き	49
関節リウマチ	55
感染経路	96
感染性ショック	77
感染対策	95
感染防御用具	95
完全房室ブロック	24,74
浣腸	92
陥没呼吸	15
顔面神経	25

き

奇異呼吸	15
気管(呼吸)音	14
気管支(呼吸)音	14
器質性便秘	45
希釈尿	44
機能性尿失禁	47
機能的自立度評価表	59
基本肢位	50
キャピラリーリフィーリングタイム	76
ギャロップ音	20
丘疹	63
嗅神経	25
急変	70,71
胸腔ドレナージ	94
胸痛	78
胸部誘導	23
胸膜摩擦音	14
局所性浮腫	64
起立	53

125

筋肉内注射	89	
緊急薬剤	75	
緊張性気胸	74	

く
空気感染	96
クスマウル呼吸	15
屈曲	49
クッシング現象	34
グラスゴーコーマスケール	32

け
経管栄養	90,91
痙性片麻痺歩行	54
痙性対麻痺歩行	54
経鼻カニューラ	82
経鼻経管栄養法	90
経皮経肝胆管ドレナージ	94
経皮的動脈血酸素飽和度	17
傾眠	33
稽留熱	35
痙攣性便秘	45
血圧測定	21
血液ガス	18
血管外漏出	112
結節	63
ケトアシドーシス昏睡	38
下痢	44,45,46
ケルニッヒ徴候	34

こ
高カリウム血症	37,74
高カルシウム血症	37
抗癌薬	111,112
高血圧	13,21
高血糖	38
抗コリン作用	109,110
交叉性片麻痺	28
梗塞	29
高体温	36
交代性片麻痺	28
高張性脱水	85
高ナトリウム血症	37
抗微生物スペクトル	95
項部硬直	34
誤嚥の分類	42
小刻み歩行	54
呼吸	14
呼吸音	14
呼吸困難	19,79
呼吸のアセスメント	14
コロトコフ音	21
混合性脱水	85
昏睡	33
昏迷	33

さ
細胞外液	84
細胞内液	84
猿手	55
Ⅲ音	20
三叉神経	25
3-3-9度	32
酸性尿	44
酸素解離曲線	18
酸素流量	82
散瞳	31
Ⅲ度房室ブロック	24

し
弛緩性便秘	45
四肢麻痺	28
四肢誘導	23
視神経	25
ジストニア	110
持続導尿	92
シーソー呼吸	15
弛張熱	35
湿性ラ音	14
失調性歩行	54
シバリング	36
しゃがみ立ち	53
尺骨神経麻痺	55
尺側偏位	55
ジャパンコーマスケール	32
縮瞳	31
出血性ショック	77
循環血液量減少性ショック	77
漿液性便	44
障害高齢者の日常生活自立度(寝たきり度)判定基準	61
症候性便秘	45
少呼吸	14
消毒薬	95
静脈・点滴注射	89
上腕筋囲	39
上腕三頭筋部皮厚	39
上腕周囲長	39
食塩欠乏性脱水	85
褥瘡	65,66,67
褥瘡ステージ	66
褥瘡の大きさ	67
褥瘡の深さ	66,67
徐脈	13,15
ショック	76,77
ショックスコア	76
ショックの5P	76
除脳硬直	30

除皮質硬直 30
徐脈	13
心音	20
心筋梗塞	74
神経原性ショック	77
神経支配	26
神経障害	27
心原性ショック	77
人工呼吸器	83
心室細動	24
心室頻拍	24
滲出液	67
心静止	74
身体活動レベル	41
心タンポナーデ	74
伸展	49
心電図	22,23
心嚢ドレーン	93
心肺蘇生	72,75
心肺停止	70
心拍数	22,24
心房細動	24
心房粗動	24

す
膵管ドレーン	93
垂足歩行	54
錐体外路症状	109,110
推定エネルギー必要量	41
水疱	63
水泡音	14
髄膜刺激症状	34
頭蓋内圧亢進症状	34
スキンアセスメント	62
すくみ足	54
頭痛	80
スワン点	21
スワンネック変形	55

せ
清潔ケア	92
成人の医療用BLSアルゴリズム	72
正中神経麻痺	55
成分輸血製剤	87
舌咽神経	25
舌下神経	25
摂食嚥下障害	42,43
接触感染	96
切迫性尿失禁	47
全血製剤	87
全身性浮腫	64
せん妄	33,102,103

そ・た
組織間液	84
体液区分	84
体液の電解質組成	84

体液バランス	85	
体温	35,36	
体温測定	35	
体格指数	39	
対光反射	31	
代謝のアセスメント	37	
体重変化	39	
大腸性便秘	45	
多呼吸	15	
多尿	44	
胆管ドレーン	93	
断続性ラ音	14	
蛋白尿	47	
単麻痺	28	

ち

チェーンストークス呼吸	15
遅発性ジスキネジア	110
注射	89
中枢性麻痺	28
直腸性便秘	45
鎮静興奮評価スケール	100,101
鎮静レベル	100

つ

対麻痺	28
つぎ足歩行	53
ツルゴール	62

て

低カリウム血症	37
低カルシウム血症	37
低血糖	38
低酸素血症	74
低体温	36
低張性脱水	85
低ナトリウム血症	37
滴下数	86
笛声音	14
テタニー	37
デルマトーム	26
電解質異常	37
転倒	56

と

動眼神経	25
瞳孔散大	31
瞳孔所見	31
瞳孔不同	31
橈骨神経麻痺	55
導尿	92
糖尿病	38
糖尿病性昏睡	38
動脈血酸素分圧	17
動脈血酸素飽和度	17
動脈血二酸化炭素分圧	17

動脈瘤	29
動揺性歩行	54
徒手筋力テスト	52
トータルフロー	82
突進歩行	54
トリアージレベル分類	71
努力呼吸	15
ドレーン	93,94
トレンデレンブルグ歩行	54

な

内耳神経	25
内旋	49
内転	49
内反	49

に

II 音	20
2 型糖尿病	38
肉芽組織	64
二次救命処置	74
II 度房室ブロック	24
入浴	92
尿失禁	47
尿道留置カテーテル	48
尿の性状	44
尿比重	44
尿量	44
認知症	103
認知症のある高齢者の日常生活自立度判定基準	61

ね

熱型	35
ネラトンカテーテル	92
捻髪音	14

の

脳室ドレナージ	94
嚢胞	63
濃縮尿	44
脳神経系のアセスメント	25
脳動脈	29
膿疱	63
膿瘍	63

は

肺機能検査	16
肺気量	16
排泄ケア	47
バイタルサイン	13
排尿バッグ	48
肺胞(呼吸)音	14
バーキンソニズム	110
バーキンソン歩行	54
曝露予防	111

はさみ足歩行	54
波状熱	35
%体重変化	39
%理想体重	39
バチ状指	55
発熱	13,35
バビンスキー反射	34
ハリス・ベネディクトの式	40
バレー徴候	34
斑	63
瘢痕	63
半昏睡	33
反射	34
反射性尿失禁	47
反復唾液嚥下テスト	43

ひ

ビオー呼吸	15
皮下注射	89
非ケトン性高浸透圧性昏睡	38
必要エネルギー量	40
皮内注射	89
皮膚知覚帯	26
皮膚のアセスメント	62,63
皮膚の緊張度	62
皮膚の湿潤度	62
皮膚病変	63
飛沫感染	96
肥満	40
ヒュー・ジョーンズ分類	17
鼻翼呼吸	15
びらん	63
ビリルビン尿	44
頻呼吸	13,15
頻尿	44
頻脈	13

ふ

不安	99
フェイススケール	68
フェイスマスク	82
腹圧性尿失禁	47
腹腔ドレーン	93
副雑音	14
副神経	25
腹痛	81
浮腫	62
不整脈	24
フードテスト	43
ブリストル便形状スケール	46

へ

ペインスケール	68
ベンチュリマスク	82
便の性状	46

127

便秘	44,45	
ほ		
膀胱留置カテーテル	48	
膨疹	63	
紡錘状腫脹	55	
乏尿	44	
ポケット	67	
歩行	53,54	
ポジショニング	50	
ボタン穴変形	55	
発作性上室性頻拍	24	
発疹	63	
ま		
マスク	95	
末梢性麻痺	28	
麻痺	27	

マンシェット	21
マン試験	53
み・む	
水欠乏性脱水	85
無呼吸	15
無欲	33
め・や	
迷走神経	25
薬剤性便秘	45
薬剤の配合禁忌	107,108
薬量計算式	86
ゆ	
誘導法	23
輸液	84,86
輸液器材	111
輸液療法	84

輸血	87
輸血製剤	87
輸血反応	88
よ	
抑うつ	99
Ⅳ音	20
ら・り	
ラムゼイスコア	100
リザーバー付きマスク	82
理想体重	39
良肢位	50
れ・ろ・わ	
連続性ラ音	14
ロンベルク試験	53
わし手	55

参考文献

日本呼吸器学会 肺生理専門委員会, 日本呼吸管理学会 酸素療法ガイドライン作成委員会編. 酸素療法ガイドライン. メディカルレビュー社, 2006.

日本呼吸器学会NPPVガイドライン作成委員会編. NPPV（非侵襲的陽圧換気療法）ガイドライン. 南江堂, 2006.

日本呼吸ケア・リハビリテーション学会呼吸リハビリテーション委員会, 日本呼吸器学会ガイドライン施行管理委員会, 日本リハビリテーション医学会診療ガイドライン委員会・呼吸リハビリテーションガイドライン策定委員会他編. 呼吸リハビリテーションマニュアル—患者教育の考え方と実践—. 照林社, 2007.

植木純, 宮脇美保子監修・編集. ポケット版 看護に生かすフィジカルアセスメント. 照林社, 2007.

人工呼吸中の鎮静ガイドライン作成委員会編. 人工呼吸中の鎮静のためのガイドライン. 日本呼吸療法医学会, 2007.

道又元裕編著. 根拠でわかる人工呼吸ベスト・プラクティス. 照林社, 2008.

日本高血圧学会高血圧治療ガイドライン作成委員会編. 高血圧治療ガイドライン2009. ライフ・サイエンス出版, 2009.

日本褥瘡学会編. 褥瘡予防・管理ガイドライン. 照林社, 2009.

合同研究班参加学会（日本循環器学会, 日本医学放射線学会, 日本胸部外科学会他）. 循環器病の診断と治療に関するガイドライン（2008年度合同研究班報告）肺血栓塞栓症および深部静脈血栓症の診断, 治療, 予防に関するガイドライン（2009年改訂版）. http://www.j-circ.or.jp/guideline/pdf/JCS2009_andoh_h.pdf

日本集中治療医学会ICU機能評価委員会. 人工呼吸関連肺炎予防バンドル2010改訂版. http://www.jsicm.org/pdf/2010VAP.pdf

宇佐美眞, 白坂大輔編. エキスパートナース・ハンドブック 消化器内科ケア. 照林社, 2010.

日本蘇生協議会, 日本救急医療財団監. JRC蘇生ガイドライン2010. へるす出版, 2011.

日本救急医学会・日本救急看護学会・日本臨床救急医学会監. 緊急度判定支援システム—プロバイダーマニュアル. へるす出版, 2011.

種池禮子, 岡山寧子編. スキルアップパートナーズ ヘルス・フィジカルアセスメント. 照林社, 2012.

日本呼吸ケア・リハビリテーション学会呼吸リハビリテーション委員会ワーキンググループ, 日本呼吸器学会呼吸管理学術部会, 日本リハビリテーション医学会呼吸リハビリテーションガイドライン策定委員会他編. 呼吸リハビリテーションマニュアル—運動療法—第2版. 照林社, 2012.

（発行年順）